L'ANESTHÉSIE LOCALISÉE

PAR

LA COCAÏNE

PAR

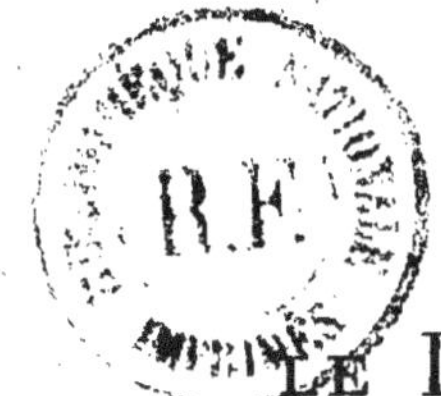

LE DR PAUL RECLUS

PROFESSEUR AGRÉGÉ A LA FACULTÉ DE MÉDECINE DE PARIS
CHIRURGIEN DE L'HOPITAL LAËNNEC
MEMBRE DE L'ACADÉMIE DE MÉDECINE

Avec 59 figures dans le texte

PARIS

MASSON ET Cie, ÉDITEURS

LIBRAIRES DE L'ACADÉMIE DE MÉDECINE

120, BOULEVARD SAINT-GERMAIN

1903

L'ANESTHÉSIE LOCALISÉE

PAR

LA COCAÏNE

L'ANESTHÉSIE LOCALISÉE

PAR

LA COCAÏNE

PAR

LE DR PAUL RECLUS

PROFESSEUR AGRÉGÉ A LA FACULTÉ DE MÉDECINE DE PARIS
CHIRURGIEN DE L'HOPITAL LAËNNEC
MEMBRE DE L'ACADÉMIE DE MÉDECINE

Avec 59 figures dans le texte

PARIS

MASSON ET Cie, ÉDITEURS

LIBRAIRES DE L'ACADÉMIE DE MÉDECINE

120, BOULEVARD SAINT-GERMAIN

1903

PRÉFACE

Sous ce titre : *La cocaïne en chirurgie,*
nous avons publié déjà, sur notre méthode
d'analgésie localisée, un petit livre où nous
décrivions notre technique d'alors.

Ce livre fut lu, et même plusieurs de nos
collègues firent l'essai loyal du nouvel anesthésique, mais sans succès, puisque nous
usons à peu près seul de la cocaïne contre
laquelle des maîtres ont élevé, dans un récent
débat, des accusations que nous avions déjà
victorieusement réfutées.

Cet échec a deux causes : d'abord l'ignorance des praticiens qui, sans rien savoir de la
méthode, improvisent de hasardeuses manœuvres où sont violées, comme à plaisir, les
règles fondamentales de la technique. Il en
résulte une analgésie douteuse, souvent des
accidents graves, — et médecins et patients

s'en vont proclamant partout la faillite de la cocaïne.

Et puis — nous avons dû le reconnaître, au petit nombre de nos élèves, — la méthode est délicate et veut être étudiée avec quelque attention. Si, jadis, nous la déclarions facile, c'est qu'elle fut édifiée peu à peu, et la lenteur de notre initiation nous en avait voilé les tâtonnements.

Mais il vaut la peine de faire cet apprentissage. Voilà plus de seize ans que j'emploie la cocaïne, plus de 7.000 opérations que j'ai pratiquées avec elle sans un accident dont elle soit responsable. Je ne puis m'imaginer un dispensaire sans notre analgésique, et, n'eût-il à son actif que l'aisance qu'il nous donne dans le traitement du panaris, il aurait encore droit à notre reconnaissance.

Aussi je viens plaider encore la cause de la cocaïne dans un livre plus complet, avec une expérience plus grande, des documents plus nombreux, une statistique plus que doublée, une meilleure technique dont les divers temps sont mis sous les yeux du lecteur par des figures sobres et claires, dues au concours d'amis que je remercie de leur précieuse collaboration.

Certainement, dans les grands hôpitaux, les grands opérateurs peuvent, sans doute, se passer de la cocaïne, mais non les praticiens des campagnes et des petites villes : ils ont à se garder d'aides toujours ignorants, de mains souvent hostiles. Aussi, est-ce pour eux que j'ai écrit ce livre, — et c'est à eux que je le dédie.

Mai, 1903.

PAUL RECLUS.

L'ANESTHÉSIE LOCALISÉE

PAR

LA COCAÏNE

CHAPITRE PREMIER

HISTOIRE ET CRITIQUE DES MÉTHODES

La cocaïne. — Sa découverte. — Ses propriétés analgésiques. — Analgésie de la peau et des tissus sous-cutanés. — Méthode française. — Méthode de Schleich. — Méthode de Corning-Oberst. — Méthode de Bier.

On extrait la cocaïne des feuilles d'un arbuste, l'*Erytroxylon coca*, ou cocalier, abondant au Pérou, en Bolivie et dans la République de l'Equateur. La zone de l'Amérique où il croît spontanément ne s'étend guère que du 20e degré de latitude sud au 12e degré de latitude nord. Il croît de préférence sur les collines rocailleuses du versant pacifique des Andes à des altitudes de 600 à 1.600 mètres; il est délicat, sensible au changement de température, ce qui en rend difficile la culture industrielle activement poussée dans les vallées de la Magdalena. On l'a acclimaté dans l'ancien monde, à Ceylan et dans les Indes an-

glaises. Dès la troisième année de la plantation,
on peut commencer la cueillette des feuilles que
l'on fait sécher au soleil et d'où l'on retire la cocaïne brute expédiée ensuite à Hambourg, son
grand et presque unique marché en Europe.

La cocaïne est un alcaloïde, « éther méthylique
de l'acide cocayl-benzoyl-oxypropionique » qu'on
désigne aussi sous le nom peut-être meilleur de
« méthyl-benzoyl-ecgonine ». Elle n'est connue que
depuis un demi siècle : Wackenroder, en 1852, et
Gaedeke, en 1854, isolèrent un produit cristallisé
qu'ils prirent à tort pour la substance active du
cocalier ; celle-ci ne fut découverte qu'en 1857 par
Maclagan ; deux ans plus tard, en 1859, Nieman la
retrouve de son côté et la signale au monde savant
sous le vocable de cocaïne qui devait lui rester.
Encore fallut-il plusieurs années avant de connaître
les merveilleux effets de la substance nouvelle.

Cependant voilà trois siècles et demi que les
« conquistadores » avaient parlé de la plante sacrée
qui figure sur l'écu de la Bolivie : ils racontaient
qu'elle était la richesse du pays et servait aux In-
diens à payer leur tribut de guerre. Quelques pin-
cées de ses feuilles, macérées avec de la chaux,
rendaient le Quichoua et l'Aymara capables d'en-
durer la faim ; avec elles ils pouvaient affronter le
soroche ou mal de montagne et traverser, sans
fatigue, les plateaux péruviens aussi hauts que le
Mont-Blanc.

Mais à tout cela on ne crut guère, et il faut atteindre la seconde moitié du XIX° siècle pour trouver un premier travail sur les propriétés physiologiques des feuilles de coca. En 1859, à la suite de l'absorption d'une infusion de coca, Mantegazza avait constaté sur lui-même l'accroissement de la fréquence du pouls et des mouvements respiratoires; des doses plus élevées avaient provoqué de la congestion cérébrale, du délire et des hallucinations; Schroff, en 1862, obtenait des résultats analogues ainsi que Isaac Ott en 1876; en 1877, Coupard observait sur les malades adonnés au vin de Mariani une certaine anesthésie de la gorge; il voulut la reproduire et se procura d'abord de l'extrait de coca, aussi liquide et aussi concentré que possible, dont il badigeonnait les tissus enflammés par la laryngite et les pharyngites douloureuses; il eut même l'idée d'anesthésier ainsi les cordes vocales pour permettre à Rosapelly de faire ses expériences sur la phonation; puis, dès 1882, avec le concours de Laborde, il étudie non plus la coca, mais son alcaloïde la cocaïne; malheureusement ces recherches ne furent publiées qu'après le retentissant travail communiqué, en 1884, au congrès de Heidelberg et où Karl Kœller prouvait que les instillations de cocaïne sur la muqueuse oculaire analgésient la cornée, la conjonctive et permettent d'y porter l'instrument tranchant sans provoquer de douleurs. En France, Terrier répète ces expériences dont il fait part à ses collègues de la Société de Chirurgie et, de ce jour, l'analgésie des muqueuses par les solutions de cocaïne entre dans la pratique courante.

On eut alors, un peu partout, l'idée d'injecter, avec la seringue de Pravaz, l'alcaloïde sous la peau, dans les mailles du tissu cellulaire, et l'on obtint une analgésie suffisante pour tenter, sans éveiller de trop grandes douleurs, quelques opérations de petite chirurgie. Chacun voulut en essayer; mais on ignorait tout de la cocaïne et même sa puissance toxique; on fixait au hasard et, comme « au petit bonheur », les doses à injecter et le titre des solutions. Il en résulta des désastres retentissants; plusieurs morts furent signalées presque simultanément en divers points de l'Europe et l'épouvante fut telle que cette substance parut être à jamais proscrite des services de chirurgie.

Non seulement disait-on, la cocaïne peut tuer, mais ce poison, en réactif sur l'organisme humain, n'est soumis à aucune loi, et l'arbitraire le plus décourageant préside à ses effets : parfois une dose insignifiante amène les accidents les plus redoutables, tandis que des quantités massives sont tolérées sans inconvénient. L'analgésie elle-même reste problématique et, si une injection jugule toute douleur pour une intervention petite ou grande sur certains individus, sur d'autres la même injection, pour la même intervention, est souvent inefficace.

C'est vers la fin de 1886, que je commençais mes recherches, et, sans m'émouvoir des catastrophes qu'expliquaient trop bien l'ignorance et la témérité, j'édifiais prudemment, jour par jour, et année par année, une méthode d'analgésie innocente et fidèle avec cette même cocaïne que tous, à cette époque, proclamaient inconstante et dangereuse. Voici les règles suffisantes et nécessaires qui nous ont permis d'obtenir, en même temps que la sécurité, la certitude d'une complète anesthésie :

D'abord 20 centigrammes sont pour moi la dose qu'on ne doit pas dépasser ; encore — et c'est un point capital de la doctrine — ne peut-on l'atteindre qu'avec certaines solutions. J'ai rejeté la solution à 20, 10 et 5 p. 100, les seules employées jusque-là ; je suis descendu à 2, puis à 1 pendant de longues années, et maintenant à 0,50. Une dose qui n'atteint pas 20 centigrammes en solution à 1 ou à un demi p. 100 est, pour moi, la dose et la solution « maniables ». Puis j'ai montré combien était infidèle l'injection dans le tissu cellulaire ; notre règle veut qu'on analgésie, couche par couche, chacun des tissus que traversera l'instrument tranchant : peau, aponévrose, muscles et périoste ; à cette condition seule, l'insensibilité est parfaite. L'injection sera continue et traçante, ce qui aura le double avantage d'offrir au bistouri une bande indolore ininterrompue, et de s'opposer à ce qu'on

verse, dans un vaisseau, une quantité notable de
cocaïne. Enfin, l'opéré doit être couché pendant
l'opération ; il ne se lèvera qu'après avoir mangé
ou bu. — Telle est, en quelques propositions, le résumé de notre méthode dont le présent livre s'effor-
cera d'établir les indications et de préciser la
technique. Nous la nommerons la *méthode française*.

La *méthode de Schleich* est née en Allemagne.
Elle dérive de cette assertion, acceptée comme un
dogme depuis les travaux de Wölfler, que la dose
de 5 centigrammes de cocaïne injectée dans nos
tissus, en une seule séance, est celle que l'on ne saurait dépasser sans danger. Au-dessus, on court les
aventures et l'on affronte les catastrophes. Nos
seize années de pratique et nos sept mille opérations ont beau protester contre une telle croyance,
elle règne, et la pharmacopée d'outre-Rhin lui obéit.

Toujours est-il que pour conjurer un danger ima-
ginaire, Schleich abaisse dans des proportions considérables les solutions de cocaïne. Nous, nous
avions rejeté comme périlleux les titres de 20, de
10 et de 5 p. 100 ; nous avions pris d'abord celui
de 2 p. 100 que, quelques années plus tard, nous
abaissions à 1 et maintenant à 1/2 p. 100. Schleich,
lui, est descendu bien plus bas, et ses solutions
contiennent 2 1/2, 5, 50 fois moins d'alcaloïde que
les nôtres. Il est vrai que pour augmenter le pou-

voir analgésique de ses solutions, l'auteur allemand y ajoute du chlorure de sodium et de la morphine. Voici d'ailleurs ses trois formules :

N° I, solution forte : chlorhydrate de cocaïne, 0,20 centigr. ; chlorure de sodium, 0,20 centigr. ; chlorhydrate de morphine, 0,02 centigr., pour 100 grammes d'eau distillée.

N° II, solution moyenne : chlorydrate de cocaïne, 0,10 centigr. ; chlorure de sodium, 0,20 centigr. ; chlorhydrate de morphine, 0,02 centigr., pour 100 grammes d'eau distillée.

N° III, solution faible : chlorhydrate de cocaïne, 0,01 centigr. ; chlorure de sodium, 0,20 centigr. ; chlorhydrate de morphine, 0,05 centigr., pour 100 grammes d'eau distillée.

Cette extrême dilution de la cocaïne a l'avantage d'abord d'être inoffensive et puis de donner au chirurgien une masse analgésiante énorme et capable de couvrir un large champ opératoire. En effet, même avec la solution forte de Schleich, chaque seringue de Pravaz n'injecte qu'un cinquième de centigramme ; donc il faut cinq seringues de Pravaz pour 1 centigramme et vingt-cinq pour les 5 centigrammes, la dose maximum des allemands. Avec la solution moyenne, nous avons un dixième de centigramme pour une seringue, soit dix seringues pour 1 centigramme, et cinquante seringues pour 5 centigrammes. Enfin le même calcul nous donnera pour la solution faible cinq

cents seringues, soit un demi kilogramme d'eau,
de quoi œdématier une région tout entière.
Schleich emploie la solution moyenne pour les
opérations les plus nombreuses ; il ne recourt à la
solution forte que lorsque les tissus sont enflammés ou hyperesthésiés — et à la solution faible
que lorsque, après avoir fait usage des deux solutions fortes, on approche du chiffre de 5 centigrammes, le fameux « maximal dosis ».

Nous ne suivrons pas Schleich dans l'habile dé-
fense de sa méthode : il accumule beaucoup de
science et une indiscutable ingéniosité pour prouver
la valeur de ses solutions et l'appoint qu'apporte à
la cocaïne l'adjonction du chlorure de sodium et du
chlorhydrate de morphine ; nous le suivrons d'autant moins que Braun et Heinze ont montré que
cet appoint est à peu près nul, soit pour augmenter
l'analgésie, soit pour en prolonger la durée, soit
pour empêcher les douleurs post-opératoires, soit
enfin pour conjurer les accidents. D'ailleurs, notre
élève, le D\u1d63 Legrand, à la remarquable thèse duquel
nous aurons à faire de nombreux emprunts, a pu
s'en convaincre sur lui-même et par des expériences répétées. Les solutions de Schleich provoquent une insensibilité toute physique par la pression que détermine la masse du liquide injecté et
qui cesse dès que l'incision des tissus a diminué
cette pression ; mais l'analgésie proprement dite
dépend de la seule cocaïne ; elle demeure iden-

tique avec ou sans les deux sels. Aussi pouvons-nous étudier la méthode sans nous préoccuper de ces substances et le problème est, en définitive, posé dans les termes suivants : 1, 10, 20 centigrammes de cocaïne dans 100 grammes d'eau, est-ce assez pour constituer une solution vraiment anesthésique?

En vérité, je ne le crois pas! Dès le début de mes recherches, ma préoccupation constante a été d'abaisser dans les solutions le titre de l'alcaloïde, car chaque progrès en ce sens me donnait un double avantage : d'abord moins de danger, car nous avons démontré il y a longtemps que, à dose égale de poison, les solutions faibles sont moins nocives que les solutions fortes : 10 centigrammes de cocaïne dans 10 grammes d'eau, c'est-à-dire en solution à 1 p. 100 ne produiront aucun trouble, tandis que les mêmes 10 centigrammes dans 1 gramme d'eau, c'est-à-dire en solution à 10 p. 100 peuvent être redoutables. — Et puis les solutions faibles, toujours à doses égales, nous fournissent une masse à injecter plus grande et par conséquent capable de couvrir un champ opératoire plus étendu. Or, à mesure que je descendais du chiffre de 5 p. 100, titre initial de mes solutions, à 4, à 3, à 2, à 1 p. 100, je constatais que, tout en étant encore parfaite à cette dernière solution, l'analgésie était pour ainsi dire moins massive, en tout cas plus lente à venir et plus prompte à s'éteindre. A 1/2 p. 100 elle reste

1.

suffisante, mais il ne faut pas aller au-dessous, du moins pour les tissus très sensibles comme la peau, car, pour les tissus plus pauvres en terminaisons nerveuses comme les aponévroses, les muscles, le périoste, une solution plus faible resterait encore efficace. Tout juste cependant.

Braun, Legrand et nous-même avons souvent expérimenté les solutions de Schleich : avec elles du moins un point est hors de discussion, la moindre durée de l'analgésie qui persiste à peine quinze minutes tandis qu'avec nos solutions à 1/2 p. 100 on peut piquer et couper les tissus encore insensibles pendant 40, 50 et même 55 minutes, le temps suffisant pour mener à bien des opérations complexes. Avec les solutions de Schleich, l'analgésie est incomplète et si une incision est faite sur un trajet cutané injecté mi-partie avec la solution à 1/2 p. 100, mi-partie avec les solutions à 0,20 et 0,10 ou 0,01 p. 100 le patient sait marquer la différence et il se plaint ou crie lorsque le bistouri franchit les limites de la première zone pour attaquer la seconde. D'ailleurs, sans s'expliquer nettement sur ce point, les auteurs allemands admettent que l'insensibilité provoquée par leur solution est moindre puisqu'ils ont recours à nos solutions pour analgésier les tissus enflammés.

Aussi dirons-nous pour conclure : nos solutions agissent plus vite, plus longtemps et sont vraiment analgésiantes ; les solutions de Schleich sont

lentes, fugaces, inefficaces. De plus, leur masse
énorme, la quantité de liquide injecté infiltre les
tissus, voile la région, détruit les rapports anatomiques, égare l'opérateur, ainsi que l'ont constaté
Hofmeister et Hackenbruch. On ne préférera donc
à nos solutions les solutions de Schleich que si les
nôtres sont dangereuses ; or ce livre va démontrer
que cette crainte est fausse. Enfin, me serait-il permis d'ajouter que, en dehors du titre des solutions,
la technique allemande est vraiment identique à la
nôtre. Or, la méthode française, inaugurée en
1886, est fixée dans ses grandes lignes depuis nos
mémoires de 1889, tandis que celle de Schleich ne
date que de 1892.

Nous arrivons, non à une méthode générale,
mais à un procédé particulier et qui rend de réels
services dans certaines régions de l'économie.
Feinberg, en 1886, et Corning, l'année suivante,
observèrent qu'une solution de cocaïne au contact
d'un nerf provoque, au bout de quelques minutes,
l'anesthésie de la zone sous-jacente animée par ce
nerf ; il s'opère là ce que François Franck devait
appeler, plus tard, une « section physiologique »
momentanée. De cette constatation, Oberst a su tirer
un procédé pour l'analgésie des doigts et des orteils.
Oberst et son élève Pernice, les véritables créateurs
de cette technique, étreignent d'abord la base de
l'orteil ou du doigt, sur lequel on veut opérer, par

une ligature élastique, un tube en caoutchouc dont les deux chefs sont maintenus par une pince à pression. Puis, immédiatement en aval de cette stricture, on fait, en quatre points différents, au voisinage présumé des quatre nerfs collatéraux et dans une direction parallèle au trajet de ces nerfs, une injection d'une demi-seringue contenant une solution à 1 p. 100. Au bout de cinq minutes, l'anesthésie est suffisante pour permettre une opération et persiste tant que le drain entrave la circulation sanguine. Braun, Riegner en Allemagne, et en France plusieurs de nos collègues, ont souvent recours à cette manœuvre dont ils se déclarent satisfaits.

Manz et nous-même avons voulu élargir le procédé de Corning-Oberst et l'appliquer au pied et à la main. Manz met une ligature au-dessus du poignet et, au dessous, dirige une injection de cocaïne vers le médian, le cubital et le radial presque superficiels dans cette partie de leur trajet; il aurait pratiqué ainsi, avec succès, dans la région métacarpienne, une suture du long extenseur du pouce; dans la région métatarsienne, l'évidement d'un os carié, - - et si, pour d'autres interventions, il a enregistré des échecs, c'est qu'il s'était trop pressé de prendre le bistouri : il faut un intervalle de vingt à trente minutes entre l'opération et les injections analgésiantes. Nous, nous avions essayé de porter directement la cocaïne dans le nerf sans recourir à l'emploi du lien élastique; nous avons extirpé ainsi les 2°, 3° et 4° métacarpiens. Nous avons été peu satisfait du résultat et le malade a souffert.

Mais pour les petites opérations sur le doigt et les orteils, l'analgésie « régionale » est excellente. Avant de connaître la pratique d'Oberst nous y avions eu recours et d'une manière qui nous semble à la fois plus simple, plus efficace et aussi plus étendue. C'est ainsi que pour extirper des kystes et des noyaux caséeux de l'épididyme, nous commençons par pousser une injection de cocaïne dans le cordon spermatique à sa sortie du canal inguinal, et la glande tout entière est livrée insensible au couteau de l'opérateur ; il ne faut plus qu'analgésier directement les bourses inervées par d'autres rameaux. C'est ainsi que pour enlever une tumeur du prépuce, nous cernons la verge à sa racine par une traînée analgésique circonféren-tielle dans le tissu cellulaire sous-cutané; c'est ainsi que pour les doigts et les orteils nous fai-sons, sous les téguments, une injection, une sorte de bague cocaïnique entre cuir et chair ; c'est ainsi qu'avec notre interne M. Chevassu, nous avons cherché récemment à impressionner par l'al-caloïde le nerf dentaire au moment où il pénètre dans le maxillaire inférieur, pour rendre insen-sibles les incisives, les canines et les molaires. Et dans aucune de ces interventions, nous n'avons recours à la constriction douloureuse du tube en caoutchouc. Nous verrons, au chapitre de technique, combien notre manuel opératoire est plus simple et surtout plus efficace que celui d'Oberst.

La *méthode de Bier*, bien originale celle-là, vient de surgir, et ses résultats étonnants ont révolutionné, pendant plusieurs mois, le monde de la chirurgie. En août 1898, Bier, précédé peut-être par Corning, eut l'idée d'injecter une solution de cocaïne dans le canal rachidien, au niveau de la région lombaire : aussitôt se produisit, dans le segment du corps sous-jacent à cette région, une anesthésie telle qu'il put pratiquer sur la cuisse de graves opérations intéressant l'os et les parties molles. Il fut imité par Seldowitzch et par Zeidler, puis, en France, par Tuffier qui, dès la fin de 1899 et au commencement de 1900, avait eu recours plus de 300 fois aux injections lombaires et, par ses nombreuses notes à la presse scientifique, vulgarisa la question.

La technique de ces injections est à peu près celle qu'imagina Quincke dès 1891, lorsqu'il eut recours à la ponction lombaire pour décomprimer les centres nerveux par l'écoulement du liquide céphalo-rachidien. L'opérateur se sera muni d'une seringue bien stérilisable, celle de Malassez, par exemple, d'une aiguille de platine irridiée d'une longueur de 7 à 8 centimètres, à bec court, bien obturé par un fil de métal. Quant à la cocaïne, —

je dis la cocaïne et non l'eucaïne ou la tropacocaïne à mon sens bien inférieures, — elle sera en
solution à 2 p. 100, dit Tuffier ; nous préférons
1 p. 100, car, à ce titre, l'alcaloïde a un pouvoir
analgésique suffisant, et nous avons prouvé que
les accidents toxiques dépendent plus du titre de
la solution que de la dose elle-même. Celle-ci va-
riera, chez l'adulte, de 1 centigr. 1/2 à 2 et 3 centigrammes ; elle ne dépassera jamais 4 centigrammes et ne les atteindra que dans des cas
exceptionnels. Enfin, la solution sera stérilisée ;
Tuffier dit que ce problème l'a beaucoup préoccupé ;
nous verrons qu'il avait été déjà résolu dans notre
service, dès la fin de 1897, par mon interne en
pharmacie, M. Hérissey.

Les médecins ponctionnent leurs malades dans
la position dite « en chien de fusil » ; les chirurgiens, avec Tuffier et Racoviceano, préfèrent
asseoir les leurs et leur faire faire « gros dos ».
Dans ces deux attitudes, l'espace compris entre les
deux vertèbres bâille, pour ainsi dire, et se prête
mieux à la pénétration de l'aiguille. On repère
alors, — et c'est le temps le plus délicat, — le
point où l'on enfoncera cette aiguille. Sur la région
lombaire, savonnée à la brosse, frottée à l'éther et
à l'alcool, on réunit, par une ligne, les deux crêtes
iliaques, droite et gauche, et cette ligne transversale passe sur l'apophyse épineuse de la quatrième
lombaire ; c'est au-dessus que l'on plante l'aiguille,

soit entre les deux apophyses épineuses, soit à un centimètre à droite ou à gauche de l'apophyse, mais en dirigeant alors l'aiguille un peu en haut et en dedans. La pointe traverse la peau, les masses musculaires, et parfois heurte la lame vertébrale ; il faut alors retirer en partie l'aiguille, à moitié du chemin déjà parcouru, et la porter un peu plus haut ou un peu plus bas. Les plus habiles s'y trompent et les débutants peuvent s'y reprendre à deux, trois et même cinq ou six fois avant d'arriver sur la lame élastique dont la résistance, comme l'a montré M. Kindirdgy, est un point de repère excellent ; lorsque cette lame est enfin traversée, l'aiguille est comme libre dans une cavité ; on retire le mandrin et le liquide céphalo-rachidien perle en gouttes plus ou moins rapides.

Mais, quelquefois, le liquide ne sort pas ; il faut alors se garder d'une grosse faute que j'ai commise, que d'autres ont aussi commise et que ne signalent pas les auteurs. Aucune goutte ne sourd par la canule : est-on vraiment dans l'espace sous-arachnoïdien? On pousse encore, on traverse l'étroit canal vertébral, et la pointe ne tarde pas à atteindre la paroi antérieure dans laquelle elle s'engage en blessant peut-être une des veines des plexus veineux. Il faudra retirer l'aiguille et recommencer la ponction. Lorsque les gouttelettes transparentes viennent témoigner qu'on est bien dans l'espace, on ajuste la seringue chargée de

1 ou de 2 centimètres cubes suivant que la solution est à 2 ou à 1 p. 100 et l'on pousse lentement le piston jusqu'à ce que l'alcaloïde ait passé du corps de la seringue dans le canal rachidien ; on retire alors l'aiguille et l'on obture la piqûre de la peau par une légère couche de collodion.

Le résultat normal de cette injection sous-arachnoïdienne est l'analgésie des membres inférieurs et de la région sous-ombilicale, — sous-diaphragmatique, — dit M. Tuffier. C'est vrai quelquefois, mais assez rarement, si j'en crois mes observations et celles de la plupart des expérimentateurs. Cette analgésie commence par les pieds, plus souvent par les organes génitaux externes, comme je l'ai vu après Racoviceano. Puis, en un temps qui, d'ordinaire, varie de cinq à dix minutes, cette analgésie est assez complète pour permettre, sur le segment inférieur du corps, les interventions les plus délicates et les plus étendues ; tissus sains et tissus enflammés, peau, aponévroses, muscles, os, nerfs eux-mêmes, on peut tout couper, tout tordre, tout dilacérer, tout brûler, sans que le patient éprouve la moindre douleur et accuse autre chose qu'une sensation de contact. Vraiment, dans ces cas heureux, l'analgésie par injection intra-arachnoïdienne est parfaite ; elle nous livre le patient aussi tranquille, aussi passif que dans les meilleurs narcoses au chloroforme et à l'éther. Or, comme cette analgésie peut durer une heure et demie, elle nous permet d'affronter les interventions les plus difficiles.

S'il en était toujours ainsi, je préférerais la « rachicocaïnisation » au chloroforme et à l'éther, non point parce que le procédé est simple, élégant et rapide, non parce qu'il évite les angoisses des premières bouffées de l'anesthésique, mais surtout parce que le chirurgien anesthésie lui-même le patient; et nous n'assistons pas à ce spectacle paradoxal d'un aide quelconque, le plus souvent inhabile, qui endosse la grande responsabilité en administrant le dangereux chloroforme, tandis que l'opérateur pratique parfois la plus légère, la plus insignifiante des interventions. Je la préférerais encore à la cocaïnisation localisée. D'abord elle est plus facile, la même pour toutes les interventions. Et puis comme nous le verrons, en étudiant la technique, il faut, dans notre méthode, épouser étroitement la ligne d'injection : il serait difficile, au cours de l'entreprise, de modifier le plan primitif; seul, le champ opératoire est anesthésié et tout autour veillent les tissus sensibles. Tandis qu'avec « la rachicocaïnisation », on taille, on coupe où l'on veut, sans compter avec la sensibilité du patient. Une troisième raison est qu'on peut pratiquer des opérations beaucoup plus étendues : je ne coupe pas une cuisse sous l'analgésie localisée.

Mais il reste à évaluer le prix auquel s'achètent ces avantages, et la liste est longue des accidents qui accompagnent ou qui suivent les injections lombaires de cocaïne. D'abord l'analgésie peut manquer ou être insuffisante et cela pour deux raisons : en premier lieu, et plus souvent qu'on ne le dit, on « rate » l'injection : l'aiguille ne pénètre pas dans le canal rachidien, ou elle le traverse, ou c'est du sang qui s'écoule par l'aiguille : bref on a échoué. Malgré les leçons de notre interne, M. Kindirdgy, un des premiers initiés à la méthode et très habile dans la manœuvre, j'ai deux fois essuyé cet affront. En deuxième lieu, il est des cas où, malgré une injection correcte, l'analgésie est nulle ou incomplète, ou de trop courte durée pour permettre l'acte opératoire ; dans une de mes observations, l'analgésie ne survint qu'au bout d'une heure et demie, lorsque le patient était déjà reporté dans son lit, et le chirurgien hors de l'hôpital. Enfin, on glane, dans les recueils, des faits où l'anesthésie a disparu au bout de onze, de douze, de vingt-cinq, de vingt-neuf, de trente minutes, laps de temps trop court pour que l'intervention soit terminée. Dans une cure radicale de hernie inguinale, la peau était redevenue douloureuse douze minutes après le début de l'opération.

Ces ponctions blanches ou rouges, ces analgésies retardées, insuffisantes ou déficientes sont assez rares ; mais ce qui ne l'est pas, c'est l'apparition de un ou de plusieurs des accidents qui accompagnent ou qui suivent l'injection intra-rachidienne. Je lais-

serai de côté les fourmillements, les pesanteurs,
les engourdissements des membres, les tremblements, mêmes, qui peuvent devenir gênants pour
l'opérateur, et il est des cas où ils ont empêché l'intervention. Les nausées et les vomissements sont
plus pénibles, non seulement à cause de leur fréquence, mais surtout parce que, dans les laparotomies, les anus artificiels, les cures radicales de
hernie, ils poussent au dehors la masse intesti-
nale. On objecte qu'ils sont passagers ; oui, mais
ils peuvent aussi persister deux, trois, quatre, six
jours, comme dans une observation personnelle.
La parésie du sphincter anal, notée dans tous les
mémoires, se traduit par des émissions de gaz et de
matières fécales qui souillent parfois le champ opératoire ; dans l'un de mes cas, l'incontinence a duré
sept jours. La paraplégie n'est pas exceptionnelle
et une malade à qui nous avions pratiqué la dilatation pour une fissure sortit guérie le troisième
jour, mais rentra le soir même dans le service de
M. Rendu, où elle resta près d'une semaine, pour
une impotence des membres inférieurs. La céphalalgie est l'accident le plus fréquent ; elle se rencontre dans près de la moitié des cas, et si, le plus
souvent, elle disparaît dès le deuxième jour, elle
peut aussi persister trois ou quatre. Enfin, après
l'opération, la température s'élève parfois jusqu'à
39 et 40 degrés, pour redevenir normale au bout
de vingt-quatre heures.

Jusqu'ici, rien d'irréparable, et, sauf pour la céphalée qui parfois est violente, nous passerions condamnation sur tous ces accidents si les injections lombaires ne menaçaient pas la vie des opérés. La question est là tout entière, et si la méthode de Bier veut, pour certaines interventions, se substituer aux autres anesthésiques, chloroforme, éther, cocaïne localisée, elle doit faire d'abord la preuve qu'elle est moins dangereuse que ces substances, ou, en tout cas, que sa table de mortalité n'est pas plus chargée. Cette preuve est loin d'être faite; l'analgésie chirurgicale par injection sous-arachnoïdienne est déjà grevée d'un lourd passif, et il existe des cas de mort. Je sais bien qu'on a équivoqué sur quelques-uns d'entre eux, sur ceux de Juilliard, de Dumont, de Goïlav, de Jonesco, de Tuffier, bien que ce dernier me paraisse irrécusable. Mais que dire de ceux de Prouff, de Bousquet; qu'objecter aux deux observations de Legueu! On se rappelle l'effet qu'elles produisirent sur la Société de chirurgie et sur tout le public médical.

Ces cas de mort sont d'autant plus impressionnants que les accidents qui ont emporté les malades sont les mêmes que ceux observés dans des faits moins malheureux, et, en définitive, on trouve tous les intermédiaires entre les meilleurs et les pires des cas. Il n'est pas inutile de citer quelques-uns de ces faits « de passage ».

Voici deux observations personnelles : Chez un

jeune homme ponctionné par moi, chez une jeune
femme opérée par mon interne M. Duval, sous les
yeux de mon suppléant, M. Bouglé, surviennent
une céphalée violente, des nausées et des vomissements répétés, de la constipation, de la photo-
phobie, de la raideur des muscles de la nuque et
du dos, des douleurs en ceinture, du ralentisse-
ment du pouls, le ventre en bateau, la raie ménin-
gitique, et, brochant sur le tout, le signe de Kernig.
Ces accidents ont duré, chez l'un sept, et chez
l'autre treize jours; en vérité, si à tous ces signes
s'était joint l'élévation de température, ce n'est
point le mot de méningisme, mais de méningite
que j'aurais prononcé.

Voici d'autres observations plus significatives.
Celle d'Anderson, de Chicago, où l'injection provoque une perte de connaissance qui dura deux
heures et dont on ne put tirer le malade que par
des injections de strychnine et par des lavements
d'eau salée; celle de Willis Mac Donald où moins
de 2 centigrammes de cocaïne en injection lombaire
provoquent la cyanose, une syncope, une disparition presque complète du pouls, avec accélération
de la respiration, et la crise ne cessa qu'au bout de
deux heures. Kocher, de Berne, aurait eu un cas
semblable. Citons aussi le cas de Ricard, celui de
Sorel, du Havre, où 15 milligrammes amènent la
pâleur de la face, des sueurs froides, de la céphalée,
des étourdissements; au bout d'une demi-heure,

les accidents s'atténuent, mais ils avaient été assez inquiétants pour qu'on ait craint un instant de laisser le patient sur la table d'opération. Celui de Goïlav où, chez un artério-scléreux, l'injection de 15 milligrammes a pour conséquence de la céphalalgie, des nausées, des vomissements, un frisson intense, un pouls fréquent et filiforme, une obnubilation de l'intelligence, phénomènes qui durent trois jours et qui ne cédent enfin qu'aux injections de caféine et d'éther. Je pourrais multiplier ces cas où la gravité des accidents a pu faire craindre une issue fatale; ne sont-ils pas comme les avant-coureurs des catastrophes possibles ?

L'analgésie par les injections lombaires nous semble donc incertaine et dangereuse. Mais les résultats qu'elles ont donnés parfois sont si merveilleux qu'on ne peut se résoudre à proscrire la « rachicocaïnisation », et quelques chirurgiens sont à l'œuvre pour tenter d'en écarter les périls. Ravaut et Aubourg on le sait, ont démontré que cette méthode provoque sur les méninges une « pluie » de globules blancs, une véritable suppuration aseptique. Aussi ont-ils proposé avec Guinard de remplacer l'eau de la solution par un liquide isotonique au liquide céphalo-rachidien, ou, mieux, par le liquide céphalo-rachidien lui-même, — et l'on possède déjà une seringue grâce à laquelle on incorpore facilement la cocaïne au liquide.

Mais ce mélange se fait à l'air libre, et Tuffier

craint l'introduction des germes pathogènes. Pour l'éviter, il prend une ampoule scellée qui contient une solution à 12 p. 100, 4 centigrammes de cocaïne pour 7 gouttes d'eau distillée, et voici comment on opère : 1° On brise le bec de l'ampoule, et on aspire son contenu avec la seringue munie de son aiguille ; 2° on retire l'aiguille avec laquelle on fait la ponction rachidienne, puis on ajuste la seringue dès que le liquide céphalo-rachidien s'écoule, et celui-ci, grâce à sa pression, pénètre par l'aiguille dans la seringue et se mélange à l'alcaloïde ; 3° enfin on refoule lentement sous l'arachnoïde la solution restée bien aseptique.

Cette injection isotonique est-elle un réel progrès ? Il paraît acquis que les accidents — céphalée, vomissements, élévation de température, tremblements, parésies, — sont moins fréquents et de moindre intensité ; mais, ajoute Tuffier, « il serait inexact de dire qu'ils sont supprimés ». Et puis, ce résultat s'achète fort cher, car l'anesthésie remonte moins haut et dure moins longtemps ; elle est plus lente et moins parfaite. Donc, la technique est encore à trouver ; mais rien ne dit qu'on ne la trouvera pas, et la rachicocaïnisation, abandonnée maintenant, peut reparaître un jour, innocente et triomphante à notre horizon. Et, comme le dit Vuillet avec quelque ironie, celui qui aura fait cette découverte méritera de partager avec Bier l'honneur de donner son nom à la méthode.

CHAPITRE II

PHYSIOLOGIE ET PHARMACOLOGIE

La cocaïne est un anesthésique général. — Son action sur les
protoplasmas. — Expérience de Fr.-Franck. — Anesthésie
ou analgésie ? — Influence des titres de la solution sur
l'intensité, la rapidité et la durée de l'analgésie. — Action
vaso-constrictive. — Nécessité du décubitus horizontal.
Fabrication de la cocaïne. — Ses propriétés chimiques. —
Stérilisation et conservation de la cocaïne. — Préparation
des solutions. — Chlorhydrate. — Phénate de cocaïne. —
Tropacocaïne. — Eucaïne. — Gaïacol. — Anesthésine.

Les laboratoires s'étaient mis à l'œuvre pour étudier les propriétés de cette cocaïne qui faisait dans
la thérapeutique une entrée si bruyante. Les recherches se multiplièrent et Laborde, Laffont,
François-Frank, Arloing, Charles Richet, pour ne
parler que des Français, donnèrent sur la physiologie du nouvel alcaloïde des notions plus précises.
Ce sont elles que je résume — et, pour cela, je m'ap-
puyerai sur les remarquables études publiées par
notre ami, A. Dastre.

Quelque paradoxale que semble cette assertion,
la cocaïne, le type le plus parfait des anesthésiques
locaux, possède la plupart des propriétés qui carac-
térisent les anesthésiques généraux et doit, de ce
chef, être rapprochée du protoxyde d'azote, du

                                        2

chloroforme et de l'éther. Introduite dans l'organisme, elle retentit sur tous les éléments anatomiques et sur toutes les activités physiologiques
qu'elle excite d'abord et qu'elle paralyse ensuite.
Cette action est temporaire ; elle ne fait qu'arrêter,
pour un moment, les phénomènes qui se repro-
duisent lorsqu'on éloigne l'agent perturbateur. La
cocaïne, à dose faible, retarde la fermentation et
la germination ; à dose forte elle les suspend ; elle
exerce « une action universelle sur le protoplasma
vivant », ce qui est un des principaux attributs des
véritables anesthésiques.

Est-ce à dire que la cocaïne introduite dans le
sang par injections ou par absorption puisse, à
un degré quelconque, remplacer le chloroforme,
l'éther ou le protoxyde d'azote et provoquer une
anesthésie susceptible de permettre une opération ? Évidemment non, car « l'anesthésie ne
survient qu'à la fin, comme un phénomène ulté-
rieur de l'intoxication, alors que la vitalité de
l'animal est gravement atteinte ». Ces caractères,
si intéressants pour le physiologiste, n'ont donc
aucun intérêt pour le chirurgien ; ils montrent
simplement à quelle classe de substances appartient la cocaïne. C'est à l'énergie spéciale de l'une
de ses propriétés que notre alcaloïde doit d'être,
en outre, un anesthésique local.

La cocaïne, mise en dose suffisante au contact
des protoplasmas, les paralyse rapidement. Aussi,

lorsqu'on badigeonne avec cet alcaloïde une muqueuse, les terminaisons sensitives épanouies dans ses papilles et mal protégées par l'épithélium sont atteintes dans leur protoplasma et perdent leur conductibilité : la sensibilité s'en trouve abolie. Sur la peau, les mêmes applications de cocaïne demeurent sans effet, car l'épiderme ne se laisse pas pénétrer : les cellules cornées forment un vernis isolant qui protège les nerfs. Mais qu'avec l'aiguille de Pravaz on franchisse cet obstacle et qu'on les mette, par une injection intra-dermique, au contact direct de la cocaïne, l'analgésie se produira.

Cette action sur les nerfs sensitifs est si remarquable, l'effet en est si rapide et si sûr, que certains physiologistes, Laffont entre autres et Arloing, y ont vu une propriété particulière de la cocaïne, une affinité semblable à celle du curare pour les extrémités motrices des nerfs. Le curare « sensitif » retentirait directement et par élection sur les terminaisons nerveuses sensitives, comme le curare proprement dit localise ses effets sur les plaques des nerfs moteurs.

Cette théorie séduisante a été combattue par Mosso, peut-être victorieusement, et il faudrait admettre, d'après A. Dastre, que « la cocaïne agit sur les protoplasmas en général, et sur les protoplasmas nerveux en particulier ». C'est de cette façon qu'elle interviendrait, comme anesthé-

sique général, lorsque l'alcaloïde porté par le sang
pénètre jusque dans l'intimité des tissus; c'est
encore ainsi qu'elle agit lorsque, mise au contact
d'une muqueuse ou injectée dans le derme ou dans
le tissu cellulaire sous-cutané, elle paralyse tous
les protoplasmas qu'elle rencontre, aussi bien celui
des cellules que celui des plaques motrices et des
terminaisons sensitives; mais l'action sur ces dernières se révèle seule à l'observateur par une
anesthésie cutanée.

Lorsque l'application de la cocaïne se fait sur le
tronc nerveux lui-même, on constate une perte de
la sensibilité dans le territoire sous-jacent; tout se
passe comme si le tronc nerveux avait été sectionné en ce point. François-Franck, qui a étudié
ce phénomène, a pu déchirer, sans que l'animal
éprouve la moindre souffrance, les tissus innervés
par les branches émanées de ce nerf au-dessous de
la portion du tronc soumise à l'action de la cocaïne.
Il est probable que l'alcaloïde pénètre le tube nerveux au niveau des étranglements de Ranvier et y
atteint le cylindraxe dont il paralyse le protoplasma : si l'analgésie est patente dans le territoire sous-jacent, ce n'est pas que les extrémités
sensitives soient annihilées, mais les excitations
exercées à leur niveau ne peuvent arriver jusqu'au
centre : Le conducteur est comme rompu au point
d'application de la cocaïne sur le nerf.

Nous avons vu l'élégant procédé d'anesthésie

que l'on a tiré de cette expérience : Feinberg, Corning, Oberst, Pernice, Manz, nous-même avons cherché à créer « l'anesthésie régionale ». Ne suffirait-il pas, pour l'obtenir, d'enfoncer l'aiguille de Pravaz, haut sur le tronc d'un nerf, en un point où ne se sont encore séparées aucune des branches du territoire où portera le bistouri? En pratique, bien des difficultés compliquent le problème si séduisant à première vue. D'abord, il est souvent difficile d'atteindre le tronc nerveux parfois caché dans des gouttières profondes, sous des muscles, au milieu d'artères et de veines qu'on pourrait blesser; puis les anastomoses fréquentes d'une branche à l'autre nécessiteraient l'anesthésie de plusieurs cordons; et peut être enfin ne serions-nous pas sans inquiétude en poussant dans un nerf nos solutions cocaïnisées; les tubes sont fragiles, les inflammations possibles et la névrite est une affection grave. Disons, cependant, que dans les quelques opérations où cette injection a été faite par nous, dans le tibial postérieur, par exemple, nous n'avons noté aucune lésion primitive ou consécutive.

Nous avons renoncé, après quelques tentatives douteuses à provoquer l'anesthésie de territoires aussi étendus; Manz prétend bien avoir réussi, mais ses observations ont paru peu convaincantes, et il n'a guère eu d'imitateurs. Au contraire, dans certaines régions bien limitées, on a obtenu de beaux

2.

succès, et nous verrons dans le chapitre de technique ce que donnent les solutions analgésiques injectées sous la peau, au voisinage de certains nerfs superficiels; la chirurgie des orteils et des doigts, en a bénéficié largement.

L'anesthésie provoquée par l'injection de cocaïne présente des degrés, et l'abolition totale de la sensibilité nous paraît rare, du moins avec nos solutions à 1/2 p. 100. Avec elles on obtient une analgésie complète, l'opéré n'éprouve aucune douleur, mais il conserve souvent la sensibilité tactile; le passage du bistouri, ses arrêts et ses reprises sont notés par les patients. Beaucoup disent « qu'il leur semble qu'on coupe du papier sur leur peau ». Il en est de même de la sensibilité thermique : le malade l'accuse, mais elle ne s'élève pas jusqu'à la douleur. Il est vrai qu'il faut compter avec le rayonnement sur les portions voisines non anesthésiées.

Le titre de la solution joue un rôle important dans la rapidité, dans l'intensité et dans la durée de l'anesthésie. Avec les solutions anciennes à 20, 10 et 5 p. 100, on pouvait saisir l'instrument tranchant dès l'injection finie, l'analgésie étant immédiate; elle est encore presque immédiate avec les solutions à 2 p. 100. Mais avec nos solutions actuelles à 1/2 p. 100 un plus long temps est nécessaire; la dernière injection achevée, il faut patienter au moins deux à trois minutes, le temps nécessaire pour passer le champ opératoire à l'éther et à l'alcool si l'on veut éviter toute souffrance au malade. C'est parce qu'ils prennent trop rapidement le bistouri que nous avons vu nombre de nos collègues échouer dans leurs anesthésies à la cocaïne.

Avec les anciennes solutions à 5 p. 100, on obtenait non seulement l'analgésie, le seul but, il est vrai, que nous désirions atteindre, mais aussi l'anesthésie. Cependant, j'ai hâte de le dire, avec les solutions à 1/2 p. 100 que je préconise et que j'emploie exclusivement, si l'insensibilité est moins « massive », elle est suffisante et l'opéré, tout en pouvant suivre par la persistance du tact quelques-uns des temps de l'intervention, déclare, après la dernière suture, n'avoir nullement souffert.

Même remarque pour la durée de l'anesthésie : du temps des solutions à 5 p. 100, l'insensibilité des tissus s'épuisait tard et j'ai publié l'observation d'un opéré de cure radicale de hernie, chez qui je pus disséquer et extirper trois sacs superposés ; l'intervention dura une heure cinq ; or, après ce long laps de temps, je suturai la peau encore analgésiée. Maintenant, avec les solutions à 1/2 p. 100, un commencement de sensibilité reparaît vers le commencement ou la fin du troisième quart d'heure, mais je n'ai jamais vu ce phénomène assez marqué pour nécessiter une nouvelle injection de cocaïne ;

l'analgésie primitive a toujours été suffisante pour terminer l'intervention commencée.

Pourrions-nous descendre encore la gamme des solutions et tenter, sans douleur, nos interventions habituelles avec de la cocaïne à 0,20, 0,10, 0,1 p. 100? Schleich l'affirme, et le bas titre de ses solutions constitue la seule originalité de sa méthode. Nous en avons déjà parlé et nous n'y reviendrons pas. Nous rappellerons seulement que nous et notre élève Legrand, nous n'avons jamais provoqué dans les tissus riches en nerfs, tels que la peau, une insensibilité suffisante avec les titres de Schleich. Nos malades souffraient, et si le premier coup de bistouri était peu douloureux tant que les tissus étaient encore gorgés et comprimés par la masse du liquide injecté, la sensibilité revenait rapide dès que les incisions de la peau avaient permis à l'œdème de se dissiper.

Notre solution préférée et recommandée est 1/2 p. 100. Cependant, pour les tissus très sensibles, tégument externe et interne, peau et muqueuse, et chez des personnes très impressionnables, on pourrait user encore quelquefois de solution à 1 p. 100. Mais pour les aponévroses, beaucoup mieux innervées cependant qu'on semble le croire, pour les muscles et pour le périoste, j'ai toujours, dans toutes les circonstances et chez tous, recouru aux solutions à 1/2 p. 100 seulement, mais peut-être injectées plus largement que mes anciennes solutions à 1 p. 100. J'ai, comme disent mes élèves, la seringue « plus facile ». Il faut bien connaître cette échelle de sensibilité des diverses couches, et mon habitude en est si grande que, même sans m'en rendre compte, j'accélère ou je modère la course de mon aiguille dans les tissus, les imprégnant ainsi de moins ou de plus de liquide anesthésiant, selon que je sais la région moins ou plus riche en réseau nerveux.

Les injections de cocaïne produisent d'autres phénomènes : d'abord la vaso-constriction. Sur les muqueuses, après un badigeonnage avec l'alcaloïde, sur la peau, après une injection intra-dermique, le tégument, de rose ou rouge qu'il était, devient d'un blanc livide; dans nos injections *traçantes* intra-dermiques, l'action vaso-constrictive se traduit par une bande blanche, large environ d'un centimètre, fort utile, car elle marque d'un trait visible la ligne que suivra notre incision presque exsangue et qui donne à peine un léger suintement.

Cette vaso-constriction se manifeste ailleurs qu'au point d'application de la cocaïne, et, lorsque le sang roule une certaine quantité d'alcaloïde, on note la décoloration des muqueuses, la pâleur de la face, des mains et des oreilles, le refroidissement des extrémités. On doit se rappeler ces signes d'intoxication qui sont, pour le chirurgien, un avertissement des dangers courus par l'organisme. Le pouls est accéléré et parfois intermittent, le cœur bat plus vite et d'une façon irrégulière ; enfin, la fréquence de la respiration s'accroît. Mais, pour observer ces phénomènes, il faut avoir administré des doses toxiques. Avec nos formules d'injection, titre de la solution et doses, nous n'avons jamais vu d'accident.

Le cerveau n'échappe pas à ces phénomènes de vaso-constriction ; ils expliquent la tendance à la syncope dont la fréquence est extrême dans les opérations sur le cuir chevelu, la face et la bouche, et un de nos collègues, dentiste des plus éminents, nous disait qu'on ne pouvait cocaïniser une dent sans voir se dessiner la lipothymie. Aussi a-t-on imaginé toute une théorie pour expliquer ce phénomène : la tête constitue « une zone dangereuse » pour les injections cocaïniques : l'alcaloïde absorbé n'a qu'un moindre chemin à parcourir, dit-on, pour arriver jusqu'aux centres nerveux.

Je nie cette zone dangereuse, et si les syncopes sont fréquentes à la suite des interventions sur la face, c'est qu'on opère le malade assis. N'est-ce pas ainsi qu'on extirpe les loupes du cuir chevelu, les cancroïdes de la face et qu'on arrache les dents ? Or, si, à mon exemple, on pratique cette opération dans le décubitus horizontal, la tendance à la syncope cesse ; je couche toujours le patient et, dans aucun cas, je n'ai constaté le moindre évanouissement. Aussi j'affirme que la zone dangereuse n'existe pas. Cependant Galippe et Laborde, viennent de l'exhumer encore devant l'Académie de médecine. Ils ont tort.

Si mes opérés échappent par le décubitus horizontal, à la syncope, c'est que la position couchée rend plus facile l'abord du sang dans le cerveau; la circulation plus aisée lutte efficacement contre les phénomènes de vaso-constriction; et depuis que, le premier, je crois, j'ai insisté sur ce fait, depuis que je l'ai élevé à l'importance d'une des règles capitales, d'un des « commandements » de l'injection cocaïnique, je n'ai plus observé ces syncopes que, pas plus que mes collègues, je n'avais évitées jusqu'alors.

Ce que j'observe encore quelquefois, c'est une certaine excitation chez l'opéré. La cocaïne, même à dose faible, agit sur les hémisphères cérébraux et provoque une légère ivresse. Dans des cas d'empoisonnement véritable, on a noté des accès de fureur, des troubles intellectuels, parmi lesquels une perte subite de la mémoire. Mais je n'ai jamais vu cette excitation dépasser une loquacité plus grande et un certain attendrissement.

Telles sont, parmi les propriétés physiologiques de la cocaïne, en réactif sur l'organisme, celles qui me paraissent intéresser plus spécialement les chirurgiens. On voit que cet alcaloïde agit sur le protoplasma, qu'il excite d'abord et qu'il paralyse ensuite. C'est à ce titre, qu'en application sur les muqueuses et en injections sous-cutanées, il atteint les terminaisons nerveuses et provoque l'analgésie ; c'est à ce titre que, porté par le sang jusqu'aux hémisphères cérébraux, il excite l'écorce et a pour conséquence l'ivresse et les troubles intellectuels, tandis que son action sur le bulbe se traduit par des troubles vaso-constricteurs, respiratoires et circulatoires.

On retire, avons-nous dit, la cocaïne des feuilles du cocalier ; il faut qu'elles soient récemment cueillies, car, avec le temps, leur teneur en alcaloïde s'abaisse. Les modes de préparation sont nombreux et consistent à séparer, par un alcali, la cocaïne, de ses combinaisons organiques, puis à la recueillir avec un dissolvant, huiles légères de pétrole, éther, alcool amylique, que l'on agite avec le mélange renfermant l'alcaloïde libre.

La plupart de ces procédés n'offrent plus qu'un intérêt scientifique depuis qu'on se livre à la préparation industrielle de la cocaïne. Dès qu'on en eut découvert les propriétés physiologiques, les feuilles de coca qui n'avaient que peu d'application, du moins en Europe, furent accaparées par quelques fabricants, et cette substance atteignit des prix prodigieux. M. Yvon, notre collègue de l'Académie de médecine, nous contait qu'un maître de nos hôpitaux avait ainsi formulé un gargarisme :

Eau 200 grammes, cocaïne 5 grammes. Or, comme cet alcaloïde, qui vaut aujourd'hui un franc le gramme, en valait alors 60, l'ordonnance revenait au pharmacien à 300 francs, « sans compter le verre et l'eau ». Ce fut le beau temps de la fraude; on vendit, sous le nom de cocaïne, toutes sortes d'alcaloïdes frelatés; on introduisit, sur le marché, des feuilles de quelques érythroxyles voisins de la coca, qui rendaient peu de cocaïne, mais beaucoup d'alcaloïdes résidus.

Aussi, la plupart des observations de cette première époque nous paraissent sans valeur pour l'histoire de l'anesthésie locale par la cocaïne, car les expérimentateurs ne savaient de quelle « drogue » ils se servaient; les empoisonnements légers ou graves, les échecs dans l'analgésie pouvaient être le résultat des produits hétérogènes qu'on livrait aux chirurgiens. Laborde, après avoir examiné plusieurs échantillons, conclut à leurs compositions différentes. Il était impossible d'établir les règles d'une technique rationnelle avec ces substances d'origine suspecte.

Mais bientôt, à la suite des travaux de Liebermann et Giesel, l'industrie fabriqua une cocaïne de synthèse, semblable à l'alcaloïde retiré directement de la coca. Il ne s'agit d'ailleurs que d'une synthèse partielle; les industriels prennent en effet pour base de leur fabrication l'*ecgonine* retirée des bases amorphes provenant de l'extraction de la cocaïne. Nous ne transcrirons ici aucun des procédés qui permettent de passer de l'ecgonine à la cocaïne. Nous dirons seulement que, grâce à ces méthodes nouvelles, le rendement de cocaïne est plus considérable ; les prix de l'alcaloïde en ont baissé d'autant.

Ils ont baissé encore lorsqu'on s'est mis à cultiver le cocalier. Les arrivages des feuilles sont assurés d'une façon régulière et, en France, deux maisons sérieuses fournissent à la pharmacie des cocaïnes irréprochables, à des prix assez modérés pour décourager la fraude. Aussi, depuis cette époque, lorsque quelques chimistes ont renouvelé les expériences de Laborde, et se sont procuré, dans des pharmacies de tout ordre et de toute région, de la cocaïne pour la soumettre à l'analyse, ils ont trouvé un produit identique. Donc, à cette heure, nous ne saurions expliquer les différences dans les résultats de l'analgésie par des différences dans les cocaïnes injectées : sans doute faut-il accuser un peu les « idiosyncrasies », mais beaucoup l'insuffisante précision de la technique.

La cocaïne pure cristallise en prisme à quatre ou six pans du type klinorhombique ; elle est incolore et sans odeur, très peu soluble dans l'eau froide, plus soluble dans l'alcool, très soluble dans l'éther et le chloroforme ; sa saveur est légèrement amère et sa réaction alcaline ; elle

est fusible à 98 degrés et peut même être subli-
mée, mais elle subit alors un commencement de
décomposition en ecgonine et cesse d'être anesthésique.

Ce point est d'importance, car pendant longtemps on n'a pas osé chercher la stérilisation de la
cocaïne par les hautes températures; on craignait
un dédoublement et la disparition des propriétés
analgésiques de l'alcaloïde. Aussi, pour aseptiser les
solutions, les uns se servaient d'un filtre imaginé
par Roux, de l'Institut Pasteur, tandis que d'autres
avaient recours à la « thyndallisation ».

Pour ma part, je ne stérilisais pas mes solutions
de cocaïne; jusqu'en 1897, mon pharmacien se
contentait de dissoudre le chlorhydrate dans de
l'eau bouillie, et mon expérience quotidienne pendant plus de dix ans m'avait prouvé l'innocuité de
cette pratique. Néanmoins, comme l'École de Lyon
persistait à déclarer que mon injection pouvait
inoculer les tissus et provoquer des phlegmasies,
je désirais enlever cet argument aux détracteurs
de l'analgésie locale, et mon interne en pharmacie,
M. Hérissey, commença des recherches qui lui ont
révélé le meilleur procédé actuel pour la stérilisation de la cocaïne.

M. Hérissey a démontré que, malgré l'opinion
courante, les solutions aqueuses de chlorhydrate
de cocaïne peuvent, dans l'autoclave, être portées
à la température de 115 et même de 120 degrés; il

n'y a point de décomposition, il n'y a point de dédoublement, et la cocaïne reste la cocaïne. En effet, si, avant et après le chauffage, on examine au polarimètre la solution mise en expérience, on ne constate aucune différence dans la rotation gauche observée; puis les essais chimiques ne décèlent aucun changement du sel dissous; enfin, l'emploi d'une telle solution procure une anesthésie excellente, comme nous l'avons prouvé par une série d'opérations sur des malades porteurs de lésions bilatérales, double hernie, double varicocèle, double hydrocèle, paquet variqueux des deux jambes; j'injectais d'un côté la cocaïne stérilisée, de l'autre la cocaïne non stérilisée, et, des deux côtés, le résultat était le même : insensibilité totale des tissus que le bistouri divisait sans provoquer la moindre douleur. Cette triple preuve est suffisante, et la stérilisation des solutions de cocaïne à l'autoclave est un fait désormais acquis.

Ces solutions, stérilisées à l'autoclave et maintenues dans des tubes scellés, conservent presque indéfiniment leurs propriétés analgésiantes; elles demeurent ainsi un médicament de réserve qu'on peut emporter dans une expédition. En juin 1900, j'ai pratiqué une cure radicale de hernie avec une solution stérilisée et conservée en tube scellé depuis plus de vingt mois; en février 1901, j'ai eu recours, avec le même succès, à des solutions vieilles de trente mois; enfin, en avril 1903, j'ai fait une gas-

trotomie avec de la cocaïne scellée depuis plus de
quatre ans et demi conservée par M. Hérissey. Mais
n'oublions pas que tout flacon ouvert peut s'ense-
mencer et, au bout de quelques jours, les moisis-
sures n'y sont pas rares.

Quelles altérations cette flore y provoque-t-elle?
Toujours est-il que vers la fin de la première
semaine, l'action analgésique de cette cocaïne
exposée au contact de l'air est déjà affaiblie, et
j'ai vu, en été, des solutions de bonnes marques
cesser d'être analgésiques au bout de trois
semaines. Donc, et j'écris ceci à l'usage des praticiens : la solution de cocaïne stérilisée pourra
être vieille, vieille de plusieurs années, le cas
échéant, mais le flacon où elle est scellée ne sera
ouvert qu'au moment de l'opération et ne servira
que pour une opération.

Voici comment se préparent, dans notre service
de Laënnec, les solutions de chlorhydrate de
cocaïne : le sel en quantité voulue, 20 centigrammes d'ordinaire, est dissous dans 40 centimètres cubes d'eau distillée, pour notre solution à
1/2 p. 100. La solution est renfermée dans des
ampoules soigneusement nettoyées, rigoureuse-
ment aseptiques et que l'on scelle à la lampe. Puis
on les place dans l'autoclave et on les y maintient
pendant vingt ou trente minutes, à la température
ordinaire de stérilisation à chaleur humide, c'est-
à-dire 110 à 115 degrés. A défaut d'autoclave, il

suffirait de stériliser les ampoules en les plongeant
dans un bain d'eau bouillante, ou même dans une
solution saline quelconque dont la température
d'ébullition dépasse 100 degrés. Lorsqu'il n'est pas
nécessaire de transporter la solution à une grande
distance, on peut éviter l'emploi d'ampoules scel-
lées et placer la solution stérilisée dans de petits
flacons de capacité convenable et bouchés avec un
tampon d'ouate aseptique. C'est ce qui se fait dans
notre service.

Parmi les combinaisons que la cocaïne forme
avec les acides, le chlorhydrate est à peu près le
seul dont on use en thérapeutique, et, en langage
courant, cocaïne est synonyme de chlorhydrate de
cocaïne; ce sel, qui est soluble dans son poids
d'eau, est moins soluble dans l'alcool ordinaire,
moins encore dans l'alcool absolu cu le chloroforme, et « pratiquement » insoluble dans l'éther,
le pétrole et les huiles fixes et volatiles. Le citrate,
qui fut, au début, prôné par les dentistes, ne
paraît avoir aucun avantage, et il a l'inconvénient
d'être hygrométrique. Nous ne dirons rien du
bromhydrate, du sulfate, de l'oxalate et du borate
de cocaïne qui, à cette heure, sont sans application
thérapeutique.

Il n'en serait pas de même du *phénate de cocaïne*,
produit obtenu par OEfele avec l'acide phénique et

la cocaïne, et qui aurait de grands avantages si l'on en croit certains auteurs, entre autres les dentistes français Viau et Poinsot; son insolubilité dans l'eau fait qu'on n'aurait plus à craindre son absorption et les empoisonnements consécutifs. Puis l'acide phénique, outre qu'il est anesthésique comme la cocaïne, rendrait aseptiques les solutions à injecter.

Nous avons eu recours fréquemment aux injections de phénate de cocaïne; ce sel ne nous a rendu ni plus ni moins de services que le chlorhydrate; aussi l'aurions-nous adopté lorsque nous ne savions pas encore stériliser nos solutions, si, dans quelques cas de cure radicale de hernie et d'hydrocèle, dans une résection du scrotum pour varicocèle, nous n'avions noté, sur le trajet anesthésié et de chaque côté de l'incision, une petite bande de sphacèle, qui ulcéra les couches superficielles du derme; cet accident n'a jamais eu de gravité, mais il a retardé de quelques jours la cicatrisation, et c'est pourquoi nous avons abandonné le phénate de cocaïne pour nous en tenir au chlorhydrate.

Quelques dentistes ont persisté et plusieurs dissolvent le phénate dans l'huile ou dans la vaseline. Ce procédé est vraiment mauvais et nous repoussons cette pratique. Legrand raconte qu'il fit un jour l'expérience sur lui et que pendant plus d'un an l'injection resta intacte, sans résorption aucune dans l'épaisseur de ses tissus.

Nous devons parler ici d'un corps analogue à la cocaïne, la *tropacocaïne* ou benzoyl-pseudo-tropéine, alcaloïde extrait, par Giesel, de la coca à petites feuilles de Java; il a été surtout étudié par Liebermann qui l'a obtenu par voie synthétique. Le Dr Chadbourne, de Boston, a déterminé l'action physiologique de son sel, le chlorhydrate de tropacocaïne, le seul employé dans les recherches faites jusqu'à ce jour. Il résulterait de ces premières expériences que cette substance, au point de vue de l'anesthésie locale, ne le céderait en rien à la cocaïne, si même elle ne lui était supérieure sous certains rapports.

Les Drs Hugenschmidt et Viau ont employé la tropacocaïne sur l'homme et souscrit aux conclusions de Chadbourne. L'injection, sous la muqueuse gingivale, d'une solution de 2 centigrammes d'alcaloïde dans dix gouttes d'eau, n'a produit, sur trente-sept sujets, nerveux ou autres, qu'une augmentation légère du nombre des pulsations. Quoique, par sa composition chimique, cette substance appartienne au groupe des atropines, on n'observe pas de troubles pupillaires et, sauf une certaine sécheresse de la gorge accusée par quelques individus plusieurs heures après l'administration du médicament, l'équilibre physiologique du patient n'est en rien troublé.

La respiration, ajoute Hugenschmidt, ne serait pas influencée par les doses de 2 à 5 centigrammes de tropacocaïne, tandis que les mêmes doses de cocaïne agiraient sur elle, fait que pour ma part je conteste. Il en serait de même à l'égard du système nerveux et des nerfs vaso-moteurs. Aussi, la tropacocaïne semble à l'auteur appelée à se substituer à la cocaïne ; son action serait plus rapide et plus profonde, plus persistante, même, ce qui ne ressort pas des expériences de Liebermann et de Schweiger ; d'après eux, au contraire, l'anesthésie tropacocaïnique se dissiperait plus vite. La seule recommandation essentielle indiquée par Hugenschmidt est d'injecter lentement le liquide — une minute environ pour faire pénétrer dans les tissus le contenu d'une seringue de Pravaz — et de ne pas dépasser la dose totale de 2 centigrammes à 2 centigrammes et demi.

Nos expériences personnelles ne sont pas d'accord avec celles d'Hugenschmidt. Nous avons fait venir de la tropacocaïne des meilleures marques d'Allemagne, et nous l'avons essayée dans notre service. Comme toxicité, nous n'avons rien à dire ; ni la cocaïne ni la tropacocaïne, à ses doses courantes, n'ont troublé l'équilibre physiologique de nos patients. L'anesthésie locale ne m'a pas paru plus rapide ni plus durable avec la seconde qu'avec la première ; mais j'ajoute que cette anesthésie a été, dans tous nos cas, plus profonde avec la cocaïne qu'avec la tropacocaïne. Dans nos seize expériences il en fut toujours ainsi.

3.

Or, pour échapper à toute erreur, pour éviter les susceptibilités individuelles, les « idiosyncrasies », j'opérais sur le même individu : lorsque, pour l'ablation d'une tumeur, une incision cutanée de 12 centimètres était nécessaire, je faisais une injection de cocaïne dans les 6 centimètres supérieurs et de tropacocaïne dans les 6 inférieurs. Je prenais le bistouri, et l'incision, indolore dans la moitié cocaïnisée, était vivement sentie dans la région tropacocaïnisée. Dans une hydrocèle bilatérale, je pratiquai la cure radicale, d'un côté à la cocaïne et de l'autre à la tropacocaïne; la première ne fut pas douloureuse, la seconde le fut.

Je n'ai eu, entre les mains, que ce seul échantillon de tropacocaïne et avec lui je n'ai fait que 16 opérations. Il serait donc excessif de porter un jugement sans appel; aussi je me contente de dire que la tropacocaïne ne m'a pas semblé supérieure à la cocaïne que l'on charge d'ailleurs d'une série de méfaits imputables non à elle, mais à la manière défectueuse dont on l'emploie. La cocaïne me paraît à moi un anesthésique de premier ordre, et c'est même à cause de l'excellence des résultats obtenus que je n'ai pas senti le besoin de multiplier mes expériences.

La presse médicale d'outre-Rhin a mené grand bruit autour d'une substance nouvelle, l'*eucaïne*, que l'on voulait substituer à la cocaïne. Nous nous

en sommes procuré une dizaine de grammes, grâce
auxquels nous avons entrepris quelques recherches
cliniques sur ce sujet, tandis que le professeur
Pouchet faisait de son côté des expériences physiologiques. Il est bien entendu que nous parlons ici
de l'eucaïne β reconnue par tous comme très supérieure à l'eucaïne α.

L'eucaïne, découverte par Merling, a été étudiée
par Gaëtano Vincini dans le laboratoire de Liebreich, à Berlin. D'après cet auteur, l'action physiologique de l'eucaïne serait identique à celle de
la cocaïne, mais avec certaines différences, dont la
plus importante, tout à l'avantage de l'eucaïne, est
que cette dernière aurait une toxicité très inférieure ; aussi pourrait-on en injecter une quantité
plus considérable dans l'organisme et couvrir, sans
danger, un champ opératoire plus grand. Nous
allons voir ce qu'il faut penser de cette assertion.

Il est difficile d'étudier comparativement deux
anesthésiques locaux, car nous ne pouvons mesurer la douleur que par ses manifestations, et
rien n'est plus trompeur. Pour une même intervention, dans des tissus semblables, certains
opérés crient, tandis que d'autres ne sourcillent
pas. Le seul moyen d'arriver à un résultat est de
diviser, comme nous l'avons déjà indiqué en par-
lant de la tropacocaïne, chez un même malade, le
champ opératoire en deux moitiés égales dont chacune sera soumise à un anesthésique différent.

Comme les deux sensations pendant que passe le bistouri, se succèdent immédiatement, il devient facile au malade de donner au chirurgien des renseignements précis.

Dans une première expérience, l'extirpation d'un tronçon de 12 centimètres de saphène interne, nous avons fait une injection intra-dermique d'eucaïne pour les 6 centimètres supérieurs de la future incision, et de cocaïne pour les 6 autres. Nous avons, du reste, suivi la technique réglée par nos recherches antérieures, et voici ce que nous avons constaté dans toutes nos opérations, cure radicale de hernie, cure radicale d'hydrocèle, résection scrotale dans la varicocèle, circoncision, extirpation de tumeurs sous-cutanées. D'abord les injections d'eucaïne sont un peu douloureuses ; avec la cocaïne, la première pénétration de l'aiguille est seule perçue, puis, pendant toute l'injection, et la série des autres injections, toute sensation cesse. Il n'en est pas de même pour l'eucaïne et, au fur et à mesure que la substance infiltre les tissus, l'opéré perçoit une douleur, une cuisson, mais vraiment légère, très supportable, et l'eucaïne ne doit être que discrètement grevée de ce chef. Un deuxième inconvénient est aussi sans grande portée : l'eucaïne hyperémie les tissus ; les petits vaisseaux resserrés par la cocaïne sont, au contraire, dilatés par l'eucaïne, et la surface d'incision du derme, exsangue après l'anesthésie cocaïnique, est voilée par une nappe sanguine dans l'anesthésie eucaïnique. Mais, en vérité, tout en mettant ce point au passif de l'eucaïne, je n'insiste pas : c'est un médiocre inconvénient.

Nous arrivons à l'un des points culminants de la question : la puissance analgésiante des deux substances. Certainement, l'eucaïne est un véritable analgésique dont l'énergie égale presque celle de la cocaïne. Dans le champ opératoire, mi-partie cocaïnisé, mi-partie eucaïnisé, la sensibilité est abolie, mais un peu moins dans la région eucaïnisée. Et surtout, point important, l'analgésie cocaïnique dure plus que l'analgésie eucaïnique : elle s'éteint pour l'eucaïne au bout d'une demi-heure, tandis que pour la cocaïne elle persiste encore au bout d'une heure.

Mais si la toxicité de l'eucaïne était moindre, très inférieure à celle de la cocaïne, comme l'ont affirmé Liebreich, Gaetano Vincini et Schleich, cet avantage de premier ordre ferait oublier ces menus inconvénients et l'eucaïne devrait remplacer la cocaïne. Je m'en serais réjoui pour ma part, car ce médicament nouveau ne traînerait pas après lui le martyrologe que la cocaïne doit à une pratique ignorante et imprudente. Avec la technique excellente que nous avons, l'eucaïne, vierge de méfaits, pourrait défier toutes les malveillances. Malheureusement, les expériences du professeur Pouchet démontrent qu'il n'en est pas ainsi.

Notre collègue a prouvé, par une série de 48 expériences sur des animaux d'espèces différentes, d'abord que la toxicité de l'eucaïne est au moins égale à celle de la cocaïne, et puis que l'eucaïne est plus redoutable car les accidents qu'elle provoque surviennent souvent tout à coup, sans phase prodromique, et peuvent terrasser soudain l'animal.

Nous ne saurions trop insister sur cette toxicité. En effet, certains auteurs, et Kiesel en particulier, n'ont pas craint d'injecter jusqu'à 2 grammes, — 200 centigrammes, — d'eucaïne. Nous verrons que ces doses invraisemblables et folles ont été aussi employées parfois avec la cocaïne et vous verrez les accidents mortels qu'elles ont provoqués parfois. Aussi nous nous hâtons de crier gare pour éviter aux eucaïnisateurs les désastres qu'ont essuyés les cocaïnisateurs ignorants.

Je me résume : il ressort de mes observations cliniques et des expériences de Pouchet que l'eucaïne β, très supérieure à l'eucaïne α, est un véritable analgésique, mais inférieur toutefois à la cocaïne : en effet, l'injection en est un peu douloureuse, le champ opératoire est souvent recouvert d'une nappe sanguine, l'analgésie est moins complète et sa durée moindre. Et puis, point capital, sa toxicité est aussi grande. Elle doit donc être maniée avec les précautions dont nous avons entouré l'administration de la cocaïne.

Autre substance qu'on a voulu substituer à la cocaïne : le *gaïacol*. M. Lucas-Championnière a exposé, devant l'Académie de médecine, le résultat des recherches qu'il a entreprises avec M. André sur les propriétés du gaïacol employé comme anesthésique local. Il en concluait que, à part quelques traces de sphacèle, accident rare d'ailleurs et presque négligeable, les injections de cette substance jouissent d'avantages non douteux : l'action analgésiante du gaïacol serait au moins aussi puissante que celle de la cocaïne ; elle serait, en outre, plus générale puisqu'elle mord sur les tissus enflammés, ce que ne ferait pas la cocaïne ; enfin, et surtout, son maniement ne présente aucun danger, ce qu'on ne saurait dire de la cocaïne. J'ai aussitôt tenté l'essai loyal du gaïacol et c'est le résultat de mes observations que je résume en quelques lignes.

Parmi mes cas, il en est un certain nombre que je ne reproduirai pas : d'abord les trois premiers où l'intervention a été pratiquée par mon interne et qui, tous trois, ont donné lieu à des accidents de sphacèle. Peut-être quelques points de technique auront-ils échappé à l'expérimentateur un peu novice et je ne voudrais pas en rendre le gaïacol responsable. J'écarte aussi deux faits qui me sont personnels ; les malades ont souffert pendant mon incision, mais comme nous n'avons pas un appareil pour mesurer la douleur, je laisse ces observations de côté, ne voulant opposer que des cas absolument

comparables, ceux où la même intervention a été
pratiquée sur le même patient, mi-partie à la cocaïne et mi-partie au gaïacol. Voici le résumé rapide de ces opérations.

La première a trait à un adulte atteint de phimosis congénital et chez qui j'ai pratiqué la circoncision. Je fais d'abord une ligne d'anesthésie sur
la région dorsale du prépuce grâce à l'injection du
contenu de six seringues de Pravaz d'huile gaïacolée à 5 p. 100. Cette huile, comme celle dont je me
suis servi dans toutes mes opérations, a été préparée par l'auteur de la méthode, M. André lui-
même, que je remercie de son extrême obligeance.
J'attends dix minutes, au bout desquelles je fends,
avec les ciseaux, la peau du prépuce sur la ligne
anesthésiée. Le malade se plaint et accuse des
douleurs vives. J'anesthésie alors, à la cocaïne, le
raphé, l'insertion du frein, le point de beaucoup le
plus sensible, et les deux « oreilles » laissées par
ma section dorsale ; je prends les ciseaux. Le patient
ne manifeste aucune souffrance ; il dit ne rien sen-
tir. J'avais employé, pour cette intervention, 30 centigrammes de gaïacol et 5 centigrammes de cocaïne.

Deuxième observation : un malade entre dans le
service pour un ulcère variqueux ; l'exploration à
la manière de Trendelenburg prouve qu'il y a insuffisance des valvules de la saphène et je me décide
à l'extirper. Une incision de 12 centimètres étant
projetée sur le trajet connu de la veine, j'anesthésie

6 centimètres de cette future incision avec trois
seringues de solution de cocaïne au centième et
6 centimètres avec trois seringues d'huile gaïacolée
à 5 p. 100, ce qui équivaut à 3 centigrammes de
cocaïne et 15 centigrammes de gaïacol. Au bout de
cinq minutes pour la région cocaïnisée et de sept
minutes pour la région gaïacolée, je prends le bistouri. La douleur est très vive dans celle-ci, nulle
dans celle-là. Et il ne faudrait pas dire que la souffrance était due à ce que je n'avais pas attendu
assez longtemps l'action analgésiante du gaïacol,
car au bout de dix-huit minutes, lorsque, après la
résection de la veine, je pratiquai la suture de l'incision, l'aiguille ne réveillait aucune douleur dans
la région cocaïnisée, tandis que la douleur était
vive dans la région gaïacolée.

Ma troisième observation se rapporte à une cure
radicale d'hydrocèle. Ici la ligne d'incision sur la
partie antérieure de la bourse droite mesure 10 centimètres seulement ; 6 centimètres sont anesthésiés
avec 2 centigrammes de cocaïne, et les 4 autres
centimètres avec 12 centigrammes de gaïacol. Je
prends le bistouri au bout de la cinquième minute
pour l'incision en territoire cocaïnisé et au bout de
la septième pour la partie gaïacolée. L'incision est
indolore pour les 6 premiers centimètres, douloureuse pour les 4 derniers. Et lorsque, après la
résection partielle et la reconstitution de la vaginale, je suture la peau, je constate, bien qu'une

vingtaine de minutes se soient écoulées, que l'aiguille ne réveille aucune souffrance dans la région
cocaïnisée et que le patient se plaint quand on
arrive à la région gaïacolée. Il y eut, en outre, un
peu de sphacèle, sur les lèvres de la plaie, au point
gaïacolé.

Je pourrais multiplier ces exemples et reproduire
toutes les observations que j'ai soumises à l'Académie de médecine. Mais c'est vraiment inutile et je
puis conclure que l'action analgésiante du gaïacol
est, au contraire de ce qu'en ont dit MM. Championnière et André, très inférieure à celle de la
cocaïne. Il serait impossible de pratiquer avec le
gaïacol les opérations importantes que je pratique
couramment avec la cocaïne. Outre l'inconvénient
du liséré de sphacèle, un chirurgien ne saurait entre-
prendre et mener à bien, sous cet anesthésique, une
cure radicale par la méthode de Bassini !

Une nouvelle substance vient d'apparaître, l'*anesthésine*, proche parente de l'orthoforme ; mais elle
nous intéresse peu car les chimistes sont d'accord
pour dire qu'elle n'est soluble que dans la glycé-
rine et dans l'acide phénique, corps offensants pour
les tissus. On ne saurait donc employer l'anesthésine qu'en poudre, à la surface des muqueuses, et
son champ chirurgical en devient alors des plus
limités.

CHAPITRE III

INCONVÉNIENTS ET AVANTAGES
DE L'ANALGÉSIE PAR LA COCAÏNE

Dangers de la cocaïne. — Les tables de mortalité. — Statistique de Brouardel et Richardière. — Etude critique de dix-huit cas de mort ; ceux qu'il faut retenir comme vrais sont dus à une faute grave. — « La zone dangereuse » n'existe plus depuis que l'on opère les malades couchés. — Rapidité de l'absorption de l'alcaloïde par les muqueuses. — La cocaïne est moins dangereuse que le chloroforme et l'éther ; pas de morts, pas d'alertes. — Tableau de l'empoisonnement cocaïnique par les doses trop fortes. — Traitement de l'empoisonnement.

Avantages de la cocaïne : Sécurité plus grande. — Pas de vomissements. — Pas de choc. — Dans certains cas, les opérés doivent la vie à l'anesthésie par la cocaïne. — Dangers de l'anesthésique général dans les hernies étranglées. — Chirurgie pulmonaire : empyème : gangrène du poumon. — Pas de perte de temps. — Moins d'aides. — Pansements facilités par l'opéré conscient. — Douleurs post-opératoires moindres. — Le chirurgien responsable pratique lui-même l'anesthésie.

Contre-indications : On ne recourra pas à la cocaïne chez les enfants, — dans les opérations non réglées, — lorsque le champ est trop large. — La cocaïne dans les amputations : grandes, — petites. — La cocaïne dans les tissus enflammés. — La cocaïne chez les obèses. — Résumé.

La première question qui se pose, lorsqu'on examine la valeur d'un anesthésique, est le danger qu'il fait courir, et toute substance nouvelle qui veut se substituer à une ancienne doit prouver qu'elle est moins meurtrière. Si la cocaïne provoque autant de décès que le chloroforme et l'éther, elle est jugée : nul n'en voudra, quels que puissent être ses autres mérites. Or, la réputation de la cocaïne est mauvaise. Aussi, est-il nécessaire, au seuil de cette étude, de revenir sur d'anciennes histoires pour la laver des accusations qu'on a portées contre elle.

Les physiologistes par leurs expériences sur les animaux, les médecins par une administration prudente et graduelle sur leurs malades ont déterminé, d'une manière assez exacte, la tolérance de l'organisme pour les autres alcaloïdes usités en thérapeutique. Il est étrange qu'une pareille marche n'ait pas été suivie pour régulariser l'emploi de la cocaïne. Dès les premiers jours, elle a été livrée à notre ignorance commune et chacun s'en est servi au gré de son inspiration. Les doses les plus diverses ont été administrées sans scrupules et je sais des interventions où l'on a injecté jusqu'à 3 et 4 grammes.

Ces premières observations nous prouvèrent que ces doses énormes, tolérées dans certains cas par l'organisme, pouvaient, dans d'autres, être mortelles. Mais on affirmait, en même temps, que de minimes quantités, 6 centigrammes, 5 centigrammes, 2 centigrammes provoquaient parfois de graves accidents, et, dès la première année, les recueils d'odontologie publiaient des faits qui bientôt dépassèrent la centaine, où d'aussi faibles injections avaient eu pour conséquence des phénomènes d'empoisonnement.

Cette double constatation eut pour résultat une complète insécurité : les doses massives peuvent être tolérées, les plus faibles doses peuvent être mortelles ; 4 centigrammes tuent, tandis que 2 grammes n'ont parfois provoqué aucun trouble physiologique. Si de tels écarts sont observés, il n'est plus de règle, on reste livré aux plus dangereuses surprises ; aussi, tout médecin prudent proscrira l'usage d'un alcaloïde dont on ne peut déterminer la dose thérapeutique, une dose à la fois analgésique et innocente. Le professeur Germain Sée fut, chez nous, le représentant le plus autorisé de cet ostracisme rigoureux.

Je me suis depuis longtemps inscrit en faux contre cette opinion. J'admets bien que certains individus sont plus que d'autres « sensibles » à la cocaïne, et que des doses fortes peuvent être tolérées par les uns, tandis que, chez d'autres, des doses faibles provoquent des accidents : ces « idiosyncrasies » bien connues ne sont pas le fait de la seule cocaïne; on les a notées pour tous les autres alcaloïdes et nous avons vu des phénomènes graves éclater après l'injection de 1/4 de centigramme de morphine, lorsqu'on sait que 1 et 2 centigrammes sont d'ordinaire parfaitement tolérés. N'en est-il pas ainsi de toutes les substances actives, de l'acide phénique, du sublimé corrosif, de l'iodoforme ? La cocaïne subit la loi commune et voilà tout.

Ce n'est pas ce qu'en disent les détracteurs ; pour eux, les accidents sont innombrables et les cas de mort fréquents ; en 1889, un journal imprimait le nombre effrayant de 126 décès, et en 1891, dans une discussion à la Société de chirurgie, un orateur racontait que le même médecin légiste avait rédigé 11 rapports sur des empoisonnements mortels provoqués par la cocaïne ! Pour être moins lamentables, les relevés de Brouardel restaient inquiétants et, dans la discussion du Sénat sur la législation de l'art dentaire, l'éminent commissaire du gouvernement s'écriait que, jusqu'à ce jour, trente cas de mort pouvaient être relevés dans la littérature médicale. Je me hâte de dire que le chiffre de cent vingt-six, invoqué dans la première statistique, se rapportait — l'auteur de l'article nous l'a écrit — à des empoisonnements légers, graves ou mortels et non pas à des décès seulement ; que M. Richardière a eu à faire non pas onze, mais un rapport médico-légal sur un empoisonnement mortel ; enfin nous allons voir à quoi se réduisent les trente cas dont parlait Brouardel et si tel est le bilan des méfaits de la cocaïne.

Notre enquête a été aussi sérieuse que possible : M. Richardière nous a confié son dossier, le même qui avait servi à M. le professeur Brouardel pour édifier sa statistique ; mes élèves, M. Delbosc en

1889, M. Auber en 1892, ont fouillé les annales de la médecine ; nous avons relevé avec eux tous les cas de mort qui s'y trouvent et nous arrivons à un total, non de trente, mais de dix-huit cas dont il reste à discuter la valeur.

Nous commencerons par éliminer le fait de MM. Brouardel et Vibert, qui, nous ne savons pourquoi, est cité dans plusieurs recueils comme ayant été suivi de mort; or, les accidents y furent « peu graves à la vérité », pour reproduire les termes du rapport médico-légal. Je m'imagine que le mot « empoisonnement », employé ici comme dans nombre d'autres observations, a été pris par le journaliste, trop paresseux pour lire la relation tout entière, comme synonyme d'empoisonnement mortel. Il n'en est rien, et je décharge la statistique de ce cas, de telle sorte qu'il n'en reste plus que 17.

J'éliminerai aussi deux autres faits inscrits sous le nom du Dr Vinogradoff et sous celui du dentiste Liller. En effet, pour le cas du Dr Vinogradoff, il suffit de lire l'observation, d'après *The Lancet*, pour voir qu'il y a double emploi; et ce fait, nous le retrouverons plus loin sous le nom de Kolomnine : outre des similitudes de siège et des détails d'opération qui montrent l'identité des deux cas, l'auteur ajoute : « Le résultat fatal poussa au suicide le médecin distingué qui fit l'opération ». Ce rappel du suicide ne saurait laisser de doute; si un médecin autre que Kolomnine avait attenté à ses jours

pour échapper au remords d'avoir empoisonné
un de ses clients avec de la cocaïne, le cas aurait
eu assez de retentissement pour être connu de tous :
on le saurait.

Mêmes observations pour le cas du dentiste
« Liller » que nous trouvons rapporté, entre autres,
dans un journal anglais et dans un recueil allemand
et qui figure sur plusieurs statistiques. M. Auber
et moi nous avons voulu remonter aux sources, car
il s'agissait d'une mort survenue après l'injection
de 6 centigrammes de cocaïne, or, nous avons pu
voir que le *Journal für Zahnheilkunde*, d'où partait
la première indication bibliographique, publiait
l'observation sous le nom de « Liller Zahnarzt »,
dentiste de Lille, dont des traducteurs malhabiles
ont fait le cas de Liller, dentiste. Or, nous retrouverons plus loin une mort due à Bouchard, dentiste
à Lille, et l'âge de la malade, la dose de cocaïne,
les conditions de l'empoisonnement, tous les
détails, sont identiques dans l'une et l'autre observation ; le doute n'est donc pas permis : ici comme
dans le cas précédent, il y a double emploi — et
nos empoisonnements mortels descendent à 15.

J'écarte les deux cas de Montalti et de Danford
Thomas. En effet, il s'agit, dans ces deux observations, d'intoxication par la voie buccale, d'*ingestion*
et non d'*injection*. La femme dont parle Montalti
absorbe par mégarde 5 grammes d'une solution de
chlorhydrate de cocaïne à 30 p. 100, soit 1 gr. 50

d'alcaloïde. La malade de Danford Thomas boit, aussi par erreur, un mélange de sulfonate de zinc et de cocaïne; il y avait 1 gr. 20 de cette dernière substance. Je ferai d'abord remarquer que 1 gr. 50 et 1 gr. 20 de chlorydrate de cocaïne sont des doses énormes, et nul ne s'étonnera que la mort ait été la conséquence d'une pareille absorption. Mais, ces faits, qui peuvent intéresser les toxicologues, n'ont rien à voir avec la méthode d'anesthésie par la cocaïne et voilà, du même coup, les empoisonnements mortels réduits à 13.

Nous allégerons la statistique du fait de W.-H. Long, de celui de Thomas et Doremus, et de celui de Baratoux. Le malade de Long, atteint d'angine, se badigeonna trois fois avec une solution de cocaïne à 4 p. 100; il fut pris d'accidents graves, mais au bout d'une demi-heure, tout péril était conjuré : cinq jours après, on fit de nouvelles applications de cocaïne à 2 p. 100, et cette fois le cœur et la respiration s'arrêtèrent définitivement. Dans le fait de Thomas et Doremus, le malade mourut après « s'être servi largement d'une solution de cocaïne à 4 p. 100 », au cours d'une névralgie dentaire; enfin, Baratoux raconte qu'un pharmacien, qui se croyait atteint de diphtérie, se fit dans la gorge des pulvérisations de cocaïne qui amenèrent la mort.

En vérité, voilà des observations qui ne nous regardent pas! Comment, avec ces badigeonnages et ces pulvérisations, déterminer la quantité d'alcaloïde que l'on administre? Est-il méthode plus aveugle et plus dangereuse? Devons-nous être surpris des accidents mortels qui sont survenus? Aussi dégageons-nous notre méthode d'anesthésie de ces applications, qui confirment tout au plus ce fait, à savoir que la cocaïne est un poison et qu'il faut la manier avec les précautions qu'elle mérite. Voilà donc nos 13 cas portés à 10. Encore vais-je écarter le fait rapporté par Labbé, car notre collègue ne put savoir ni la dose ni le titre de la solution injectée. De pareils cas échappent à tout contrôle et à toute discussion.

Nous demeurons donc en présence de 9 cas, ceux-là véritablement chirurgicaux, mais qui, malgré tout, ne pèsent pas d'un grand poids dans le procès qu'on instruit contre la cocaïne. En 1888, dit Sims, on injecta dans l'urètre d'un homme 4 grammes d'une solution de cocaïne à 20 p. 100. Aussitôt apparurent du délire, des convulsions épileptiformes; la respiration faiblit, et, au bout de vingt minutes, le malade était mort. La cocaïne est coupable; mais, en vérité, il y a abus : on n'injecte pas 80 centigrammes d'alcaloïde dans un urètre que 2 centigrammes, dose quarante fois moindre, auraient anesthésié! Et je ne parle encore que de dose : Je devrais aussi invoquer le titre de la solution. N'est-elle pas dix et même vingt fois plus considérable qu'il ne convient! Pourquoi user des solutions dangereuses à 20 p. 100 lorsque les solutions innocentes à 1/2 p. 100 sont analgésiques? Un maniement raisonnable de la cocaïne eût évité cette catastrophe.

Nouveau cas : un interne de notre collègue Berger injecte, dans une vaginale ponctionnée pour hydrocèle, une cuillerée à soupe d'une solution de cocaïne à 2 p. 100, soit au moins 20 grammes de liquide contenant 40 centigrammes de principe actif. Au bout d'une demi heure éclatèrent des convulsions ; le pouls battait 130 fois par minute, les pupilles se dilatèrent ; en fin de compte, survint une syncope et la respiration s'arrêta. Ici la dose mortelle paraît avoir été de 40 centigrammes ; je dis « paraît », car la cocaïne est un poison assez énergique pour ne pas la mesurer avec une « cuiller à soupe ». Ces 40 centigrammes, en tout cas, étaient inutiles, puisque j'anesthésie la même vaginale avec 2 ou 3 centigrammes. Aussi écarterai-je ce cas : la mort est imputable à une dose de cocaïne pour le moins dix fois supérieure à la dose suffisante. J'ajouterai que l'hydrocèle était « jeune », à parois peu altérées, et l'on sait combien est active l'absorption par les séreuses.

La même argumentation permet d'écarter le cas fameux de Kolomnine : une jeune femme de vingt-trois ans portait une vaste ulcération tuberculeuse du rectum : Kolomnine veut la gratter et la cautériser ; il injecte dans les parois de l'organe 30 gram-

mes d'une solution de cocaïne à 5 p. 100. Au bout
de trois quarts d'heure des accidents éclatent, que
rien ne peut conjurer, et la mort arrive. Le malheureux chirurgien, épouvanté de cette catastrophe,
se suicide. Évidemment on ne doit pas injecter
1 gr. 50 de cocaïne. La seule excuse est que l'accident date de 1886, époque où, tous, nous ignorions
ce que j'ai appelé plus tard les doses « maniables »
de l'alcaloïde, la gamme de sa toxicité, et l'erreur
se comprend ; mais on ne saurait s'emparer de ce
cas comme d'une arme contre l'emploi rationnel
de la cocaïne, et l'observation prouve simplement
qu'il est insensé de recourir à de semblables doses.

Le cas de l'hôpital Necker est moins connu : un
de nos jeunes collègues projette dans la vessie
d'un calculeux 60 grammes environ d'une solution
de chlorhydrate de cocaïne à 1 p. 100 ; la sonde
était à peine retirée que les premiers accidents
commencent ; on évacue le liquide de la vessie,
mais malgré son issue au dehors, malgré les efforts
tentés pour ranimer le malade, il meurt en moins
d'un quart d'heure ; ici la dose de cocaïne, de moitié
moins considérable que dans le fait de Kolomnine,
était encore trop grande, et cette dose de 60 centigrammes doit être d'autant plus proscrite qu'elle
est inutile : 5 à 6 centigrammes auraient suffi. Dans
le cas de Zanbianchi et Vigerano, la mort aurait
été causée par 225 milligrammes d'une solution à
5 p. 100, injectée pour extirper des noyaux cancé-

reux de la mamelle et de l'aisselle. Ici la quantité de cocaïne est vraiment faible pour expliquer la mort ; j'enregistre néanmoins le cas et je dis qu'il ne faut point atteindre une telle dose d'une telle solution ; mais en même temps que la cocaïne, on avait administré le chloroforme, et, dans ce cas, pourquoi incriminer l'une plutôt que l'autre ?

Dernière observation de ce groupe : Un praticien de province communique à la Société de chirurgie le cas d'un artério-scléreux de soixante-douze ans, cardiaque et sujet à des crises d'angine de poitrine, dans l'urètre et la vessie duquel on injecte une vingtaine de grammes d'une solution à 5 p. 100 ; on voulait anesthésier le canal afin de faciliter le cathétérisme ! Presque immédiatement surviennent des tremblements convulsifs, des troubles respiratoires, les extrémités sont livides, et le malade meurt. Mais, comme dans les cas précédents, n'y a-t-il pas abus dans la dose, et pourquoi employer 100 centigrammes, un gramme de cocaïne, là où 3 centigrammes auraient suffi ?

Des neuf observations que nous avons conservées au dossier, en voilà donc six que nous récusons pour abus flagrant dans la dose, et on aurait évité les cinq décès si notre technique eût été connue. Mais n'est-ce pas là une affirmation téméraire, et les trois cas qu'il reste à citer ne viennent-ils pas battre en brèche notre théorie des doses et des solutions « maniables » ? Dans ces trois cas, la mort

4.

serait la conséquence d'injections de 2, 5 et 6 centigrammes de cocaïne. La lecture des observations
est instructive : nous voyons que dans la première,
celle de Knabe, l'injection de 2 centigrammes de
cocaïne avait été faite dans le deltoïde d'une fillette
de onze ans pour combattre des évanouissements
fréquents, et l'auteur ajoute que l'enfant avait
une dégénérescence du cœur, suite de scarlatine.
Ces altérations ne sont-elles pas responsables
de la mort, plutôt que les 2 centigrammes de cocaïne?

Dans le cas de M. Abadie, 5 centigrammes furent
injectés dans la paupière inférieure d'un malade ;
peu de temps après la fin de l'opération survinrent
des phénomènes d'asphyxie, et la mort eut lieu
cinq heures après le début des accidents Faut-il
incriminer la cocaïne? La plupart des collègues de
M. Abadie affirment le contraire : la face vul-
tueuse, accusée dans l'observation, ne rappelle en
rien l'intoxication cocaïnique caractérisée par la
pâleur des téguments; elle rappelle l'apoplexie cérébrale, dont la malade, quelque temps auparavant,
avait eu une première attaque. C'est donc là un fait
analogue à celui de Brunschwig et Botard, où la
nécropsie permit d'innocenter les quelques gouttes
de cocaïne injectées sous la muqueuse oculaire;
l'autopsie démontra l'existence « d'un caillot énorme
qui faisait pression sur le plancher du quatrième
ventricule ».

J'en arrive au dernier cas, celui d'un dentiste de Lille qui aurait injecté, dans les gencives d'une malade, l'équivalent de 6 centigrammes de cocaïne d'une solution à 1 p. 100. Au bout de quelques instants survint une syncope, et, une demi-heure plus tard, la mort, que rien ne put conjurer. Mais, à l'autopsie, le médecin légiste trouva, enroulée autour de la poitrine, une double corde à lessive que la malade, pusillanime et d'une dévotion exaltée, avait serrée à tel point qu'elle était incrustée dans les chairs, et qu'on ne put insinuer un scalpel entre la corde et la peau. Aussi les médecins experts, et les juges avec eux, ont-ils admis que, dans ce cas, la malade avait eu une syncope devenue mortelle, grâce aux difficultés que cette double « discipline » créait à la respiration.

Telles sont, aussi consciencieusement que j'ai pu les dresser, les tables mortuaires de la cocaïne. Malgré la gêne inévitable et la sorte de méfiance qui envahit notre esprit lorsqu'on voit le mot de mort accolé si souvent au mot de cocaïne, on doit secouer cette impression pour reconnaître que l'alcaloïde n'est pas responsable des méfaits commis en son nom. On s'est emparé de cette substance, on l'a employée au hasard, sans se demander la quantité qu'on ne peut dépasser sans péril, et, tandis que 5, 10, 15 centigrammes suffisent pour mener à bien les opérations les plus étendues, les médecins dépassent 50, 60, 80 centigrammes et ne craignent pas d'aller jusqu'à 1, 2 ou même 3 grammes.

Il me reste à parler des observations où les accidents n'ont pas provoqué la mort : le nombre en est trop grand pour suivre la méthode adoptée jusqu'ici ; je ne saurais les analyser toutes pour montrer quels préceptes on a violés et quelles fautes on a commises. La moisson la plus abondante nous est fournie par les dentistes, et l'un d'eux me disait : on ne peut anesthésier une gencive à la cocaïne sans avoir quelques troubles légers ou alarmants. Aussi la région de la tète a été considérée comme « zone dangereuse ». Cette zone, j'en nie l'existence : j'ai enlevé des kystes sébacés du cuir chevelu, des épithéliomas de la face, des ganglions et des lipomes du cou ; j'ai énucléé des kystes salivaires des lèvres et des joues, j'ai extrait beaucoup de dents, et, depuis que j'ai adopté le décubitus horizontal pour toutes ces opérations, je n'ai plus noté de syncope. « La zone dangereuse » s'est évanouie.

Ces longues séries de troubles physiologiques graves ou légers notés par les dentistes sont dus à ce qu'ils opèrent leurs malades assis : l'émotion, l'effroi même, joints à l'action vaso-constrictive de la cocaïne, provoquent une anémie cérébrale subite que l'alcaloïde seul n'eût pas suffi à produire. De là, le précepte de ne jamais opérer un individu assis ou debout. J'y ai quelquefois contrevenu dans de petites opérations, et j'ai vu la syncope se dessiner. Étendre l'opéré et lui faire absorber un verre de liqueur ou de café a toujours suffi pour dissiper les accidents. Le titre trop élevé de la solution, la position verticale, voilà les deux causes d'accidents que révèle le plus souvent la lecture des observations.

Nous connaissons mal la rapidité d'absorption au niveau des muqueuses; elle serait grande d'après les recherches de Lépine et de Condamin. Aussi les solutions à 1 p. 100 et les doses qui ne dépassent pas 10 à 15 centigrammes d'alcaloïde devront être appliquées sur ces tissus, au lieu des doses et des solutions massives employées sous prétexte que l'absorption est presque nulle. J'en dirai autant des séreuses : dans les accidents relevés au cours de mes lectures, les injections dans la vaginale comptent pour un grand nombre. Il y a donc là un avertissement nouveau, et seules les solutions faibles et les faibles doses auront le droit d'y être employées. Enlevez des statistiques les cas où ces fautes de technique ont été commises, et le nombre des accidents s'abaisse jusqu'à disparaître.

Je ne relèverai pas ici les cas nombreux où de formidables erreurs de transcription ont été commises. On cite partout le fait de Call où une dose minime de cocaïne — 5 milligrammes — aurait produit des accidents graves. Or, si on remonte à la source, on reconnaît que, non pas 5 milli-

grammes, mais 50 centigrammes de cocaïne ont
été injectés dans les tissus! Je ne parlerai pas non
plus de ces cas où toute autre cause que la cocaïne
doit être invoquée pour expliquer les accidents;
mais je rappellerai cette observation de M. Hugenschmidt où une malade lui arrive pour subir
une opération dentaire douloureuse. La malheu-
reuse est surexcitée, persuadée, d'après les récits
d'un médecin, que la substance analgésiante dont
on va se servir est dangereuse; aussi M. Hugenschmidt injecte non de la cocaïne, mais dix gouttes
d'eau distillée : au bout de trente secondes, la
cliente se lève, fait quelques pas, tombe dans un
fauteuil en disant : « Je meurs », et une syncope
survient qui dure une demi heure.

On le voit donc : dans toutes les observations où
la mort est survenue, il y a une faute commise,
facile à reconnaitre et qui, par cela seul, devient
un précieux enseignement. Aussi, depuis que j'ai
recours aux solutions faibles, je n'ai jamais vu
chez mes malades le moindre trouble dans l'équilibre physiologique; — quelquefois un peu de
loquacité, et c'est tout. Or, nul n'oserait prétendre
qu'il s'agit d'une « série » heureuse. J'ai déjà
employé la cocaïne dans plus de 7.000 anesthésies
et, par conséquent, j'ai eu affaire à tous les tempé-
raments et à toutes les idiosyncrasies. Je ne voudrais pas dire qu'aucun accident ne m'arrivera. En
clinique tout est à craindre, et telle conjoncture

peut survenir qui rende une injection dangereuse.
Mais les catastrophes sont moins à redouter avec
la cocaïne qu'avec le chloroforme, et voilà pourquoi je préfère cet alcaloïde.

Je tranche donc par l'affirmative la question que
je me posais au début, et, au nom de seize ans de
pratique ininterrompue, au nom de mes 7.000 observations, j'ose déjà dire que la cocaïne entraîne une
léthalité moindre que le chloroforme et que l'éther
lui-même. D'abord, avec les anesthésiques généraux, les chiffres que l'on chuchotte seraient, dit-on,
plus gros que ceux que l'on écrit, et, l'on ajoute
que les tables mortuaires se chargent de plus en
plus chaque année : avec nos succès opératoires,
notre confiance est devenue extrême, nous sommes
moins circonspects en tout, puis les interventions
ont plus que décuplé et l'anesthésie confiée au
plus sûr de nos aides est maintenant dédaignée
par le dernier de nos externes.

Mais ce n'est pas un simple pourcentage qui me
permet d'affirmer le moindre danger de la cocaïne :
je m'appuie davantage encore sur la comparaison
de nos anesthésies locales et de nos anesthésies
générales. Que de fois, dans la narcose chloroformique, avons-nous eu de sérieuses alertes et, l'on
peut dire, l'image de la mort ! Tout à coup la respiration ou la circulation s'arrête, la face devient
pâle, livide ou violette, la pupille est immobile et
durant dix, quinze secondes, une minute, quel-

quefois plus, malgré la tête pendante, les flagellations de la figure et de la poitrine à l'eau froide ou
chaude, malgré l'électrisation, les pressions sur
les côtes, la respiration artificielle, la traction de la
langue, le jeu du cœur ou du poumon reste sus-
pendu. Ne va-t-on même pas jusqu'à la trachéotomie pour insuffler plus directement l'air dans la
poitrine ? Enfin, la vie reprend, la syncope se dissipe, et l'on se remet d'une alarme si chaude. Inutile de dire que, pendant cette alerte, des fautes
sérieuses contre l'asepsie ont pu être commises.
N'importe, on en parle à peine ; pour qu'un accident compte, il faut qu'il soit mortel.

Or, avec la cocaïne je n'ai jamais eu de ces
alertes, jamais je n'ai observé de syncope, du
moins lorsque le malade est opéré dans le décubitus horizontal ; jamais je n'ai noté l'arrêt du cœur
ou du poumon et pour prononcer le mot d'accident
il faut se rejeter sur des troubles si légers que la
plupart passeraient inaperçus sans une interroga-
tion minutieuse, tels les fourmillements au bout des
doigts et des orteils. Ce que j'ai noté plus souvent,
c'est une certaine excitation cérébrale, une loquacité, une expansion plus grande, une tendance à
l'attendrissement. Mes élèves ont assisté à ce spectacle chez une femme à qui nous avons fait l'anesthésie locale pour enlever un kyste de l'ovaire :
vers la fin de l'opération, elle nous témoignait une
reconnaissance exagérée, et que nous avons mise

sur le compte de la cocaïne, d'un petit verre de rhum et de la vivacité de ses sentiments.

Donc, il n'est pas d'accident grave à craindre avec les injections correctes ; mais, comme les règles de ces injections sont souvent méconnues et violées, des catastrophes peuvent éclater que la physiologie nous a fait prévoir et il faut tracer ici le tableau de l'empoisonnement par la cocaïne.

L'intoxication débute par une sorte d'ivresse que traduit de la loquacité, des fusées de rire, de l'attendrissement, puis souvent aussi de la fureur, des hallucinations de la vue et de l'ouïe, un délire bruyant que suspendent des vertiges, des lypothimies, et parfois la syncope totale ; la face est d'une pâleur livide et couverte de sueur froide. S'il n'y pas de syncope ou si le patient revient à lui, il est pris de tremblements et de convulsions toniques ou cloniques qui, lorsqu'elles atteignent certains muscles essentiels tels que le diaphragme, peuvent provoquer un danger immédiat. On observe en même temps des nausées, des vertiges, une dilatation de la pupille, puis le collapsus vient et le malade meurt.

On a signalé des troubles, moins graves, mais qui prennent souvent une marche chronique, des défaillances intellectuelles, une perte de mémoire, de l'insomnie, des cardialgies rebelles, de l'anorexie persistante, une démarche spasmodique, une exagération des réflexes, de la maladresse musculaire, du ténesme rectal et vésical, de la polyurie. Enfin, on a constaté qu'une simple injection pouvait, chez un prédisposé, éveiller une psychose post-opératoire. On a même parlé d'accidents locaux, de troubles trophiques, de mortification des tissus au point de la piqûre.

Nous ne voulons nier ni la possibilité ni la réalité d'aucun de ces accidents. Mais nous n'en avons observé aucun en dehors de l'insomnie notée chez un grand nombre de nos malades dans la nuit qui suit l'opération. Encore cette insomnie est-elle bien due à l'emploi de la cocaïne et l'acte opératoire ne doit-il pas être incriminé? En tout cas un de nos élèves a montré que 25 pour 100 des opérés à la cocaïne ont pu dormir la première nuit et seulement 17 pour 100 des opérés au chloroforme.

Mais pour ne pas avoir noté d'accidents graves dans une pratique de plus de seize ans et sur un nombre d'observations qui dépasse 7.000, il n'en est pas moins vrai que ces accidents ont été observés, qu'ils peuvent l'être encore, tant est grande l'ignorance des règles fondamentales de l'analgésie par la cocaïne; il y aurait donc un intérêt puissant à connaître une méthode efficace pour combattre cette intoxication. On a beaucoup cherché, on a beaucoup trouvé, mais, à l'usage, la plupart des remèdes ont été jugés inconstants.

Dans la première période de l'intoxication on a

proposé de combattre les phénomènes de vaso-
constriction par l'inhalation de 3 à 4 gouttes de
nitrite d'amyle; ce moyen a été déclaré triomphant
et la substance fut regardée un instant comme « le
contre-poison, l'antidote, l'antagoniste » de la cocaïne : celle-ci est vaso-constrictive, celui-là est
vaso-dilatateur; mais la pratique n'a guère sanc-
tionné ces théories, et le nitrite d'amyle, tout
comme le chloral, l'atropine, le chloroforme et
l'éther, qui ont eu leur moment de faveur, a été
écarté de la thérapeutique des empoisonnements
par la cocaïne : car ces poisons peuvent, par eux-
mêmes, ajouter au danger qu'ils ont la prétention
de combattre. Le professeur Pouchet l'a nettement
démontré dans ses cours.

Aussi, nous dit Legrand dans sa thèse dont je
résume ici les conclusions sur ce point, ne comptons pas sur les « antagonistes » de la cocaïne,
sur l'action spécifique de certaines substances; il
faut s'en tenir à des moyens plus modestes et que
le bon sens nous conseille : coucher le malade dans
le décubitus horizontal, la tête légèrement renver-
sée en arrière, pratiquer sur le visage et la poitrine
des flagellations avec des compresses trempées
dans l'eau chaude ou dans l'eau froide, faire absorber du café relevé de quelques cuillerées de
rhum ou de cognac, injecter sous la peau de la
caféine et de l'éther, frictionner vigoureusement
tout le corps et, le cas échéant, recourir sans relâche

à la respiration artificielle, car on l'a vue ramener
le jeu normal des poumons, qui se ralentissait tout
à coup.

Nous sommes maintenant fixés sur le chapitre
des dangers de la cocaïne ; nous savons que cet
alcaloïde est un poison redoutable, mais nous
savons que bien et prudemment administré, il est
le moins « traître » des anesthésiques. On soulève,
il est vrai, une autre objection : le malade n'est pas
endormi, et reste le spectateur épouvanté de sa
propre opération. La pratique m'a démontré combien l'argument a peu de valeur.

Je me rappelle un notaire de la rue Laffitte qui
ne saurait, me dit-il, supporter la vue d'un bistouri et qui défaillerait pour sûr à la première
goutte de sang. Mon insistance eut raison de sa
peur, mais il fut entendu qu'un numéro du *Temps*
serait déployé devant ses yeux pour voiler le champ
opératoire. Or, au cours de l'intervention, — il
s'agissait de l'extirpation d'un sarcome de l'aponévrose superficielle de la cuisse — je vis le journal s'écarter peu à peu et mon notaire suivre
d'un œil intéressé la manœuvre de mes instruments. En plus de seize ans de pratique je n'ai
pas souvenir d'un seul cas où les appréhensions
du patient m'aient forcé d'interrompre l'intervention.

Pour ma part je n'élèverais que deux objections

d'ordre général et voici les deux infériorités que je reconnais à l'analgésie par la cocaïne. La première, on la connaît : la manœuvre des injections est assez délicate ; elle varie pour chaque région, pour chaque opération, je dirai presque pour chaque individu ; il faut apprendre la technique et savoir la modifier pour l'adapter au cas particulier. Certes, un peu d'attention y suffit, mais beaucoup ne veulent pas s'y astreindre ; ils n'aiment pas, au seuil d'une opération, avoir à s'occuper d'autre chose que de l'opération elle-même, et nos préliminaires parfois assez minutieux, ils les expédient à la va-vite : l'analgésie mal réglée est incomplète ou fait défaut, et c'est la source de bien des échecs, la cause de bien nombreuses désertions, d'abandons bruyants de la méthode.

Une autre infériorité est que le champ opératoire anesthésié est entouré de tissus dont la sensibilité veille ; le moindre écart du bistouri est perçu par le patient qui va crier. Il faut donc à l'opérateur une attention incessante, une grande prudence, une main sûre, un instrument obéissant pour ne jamais dépasser la zone insensible. Les chirurgiens pressés, aux gestes amples, aux manœuvres élégantes ne sauraient se soumettre à ces mesquines contraintes. Avec la cocaïne on opère pour le plus grand avantage du patient et non pour la galerie. Je dirai même que le bien aise de l'opéré est fait un peu du mal aise de l'opérateur. Et voilà pourquoi j'ai dédié mon livre plus aux praticiens modestes qu'aux brillants interventionnistes de nos grands hôpitaux.

Quant à l'argument, développé autrefois avec quelque complaisance par l'Ecole de Lyon, que la cocaïne inoculait les tissus et provoquait des suppurations, il me semblait déjà faux avant les recherches de M. Hérissey sur la stérilisation des solutions, et, au nom d'une pratique déjà considérable, je répondais que l'objection était sans valeur. On n'a plus le droit de la formuler maintenant que nous avons non pas un, mais trois moyens pour aseptiser les solutions : le filtre de Roux, la tyndallisation et, le meilleur des trois, la stérilisation par l'autoclave porté à 110 ou 115 degrés.

Enfin, nous avons entendu une dernière objection d'un vieux maître de la chirurgie ; mais ce n'était sans doute qu'un ironique paradoxe : toute opération qui ne nécessite pas l'anesthésie générale n'est, pour le client, qu'une opération de « petite chirurgie », l'équivalent d'une dent arrachée ; donc, toutes nos interventions avec la cocaïne auront toujours, quelle que soit leur valeur et l'habileté qu'elles exigent, moins d'importance apparente que celles où vous emploierez la narcose au chloroforme ou à l'éther. Le malade et sa famille vous en seront moins reconnaissants — et la reconnaissance des clients n'est pas chose qu'on doit dédaigner. — Nous n'aurions pas transcrit cette boutade si nous ne l'avions retrouvée récemment sur les lèvres d'un jeune praticien.

Et nous pouvons ouvrir maintenant le chapitre des avantages. D'abord, lorsque l'analgésie à la cocaïne est possible, je la préfère à la narcose au chloroforme ou à l'éther, parce que je la crois moins dangereuse. En effet, en me soumettant à des règles fixes et d'une observation simple, j'ai pratiqué plus de 7.000 opérations non seulement sans un cas de mort, mais sans même troubler l'équilibre physiologique de mes malades ; je ne saurais, par contre, me flatter de mener à bien cent chloroformisations sans quelques sérieuses alertes qui, pour se résoudre sans catastrophe, n'en ressemblent pas moins à celles qui se terminent mal et puis, le plus souvent, je ne relève aucune faute commise ; mon ignorance de la cause reste absolue et l'accident ne m'apprend rien pour l'avenir. Aussi, je suis plus tranquille pendant une cocaïnisation que pendant une chloroformisation. On prétend que, avec la cocaïne, il n'existe pas de doses « maniables » et que les plus faibles peuvent être un danger pour certaines idiosyncrasies : j'ai démontré le contraire ; mais que dira-t-on alors du chloroforme qui tue parfois dès la première inhalation ?

Au-dessous de cette raison, j'invoque en faveur de la cocaïne l'absence de vomissements pendant et après l'intervention. Pendant, ils troublent le chirurgien ; après, ils sont douloureux et peuvent même compromettre le succès. Prenons la kélotomie : les vomissements chassent, pendant l'intervention, l'intestin que l'on veut réduire ; après, ils secouent le ventre endolori pour lequel un repos complet serait salutaire : puis n'a-t-on pas vu, de leur fait, une nouvelle issue de l'intestin se produire à travers un collet mal fermé ou laissé béant par nécessité? On me citait un cas où les nausées avaient été assez violentes pour faire sauter les sutures. Elles sont parfois la cause d'hémorragies : quelques vaisseaux s'ouvrent et du sang s'accumule entre les sutures profondes et superficielles ; enfin, par eux-mêmes, ces vomissements fatiguent et ne favorisent pas la reprise d'une alimentation régulière.

La suppression des vomissements doit être pour quelque chose dans l'absence de choc, argument nouveau en faveur de l'anesthésie par la cocaïne. L'opéré est le même avant et après l'intervention. J'ai fait, avec l'analgésie locale, une douzaine d'ovariotomies et je les ai menées jusqu'à la dernière suture, sans que la malade ait éprouvé de douleur appréciable. Or, pour l'une, il s'agissait d'un double kyste du paraovarium, qui distendait, d'une manière démesurée, le ventre d'une femme affaiblie et cachectique que m'avait confiée le professeur Tarnier. Les deux poches ont été ponctionnées, retirées hors du ventre ; le double pédicule, qui comprenait toute l'étendue des deux ligaments larges, a été lié et sectionné sans provoquer la moindre souffrance. Eh bien, dans ce fait comme dans les autres, ce qui nous a surtout frappé, c'est l'absence totale de choc opératoire ; en outre, dans la plupart de nos cas, l'intestin fonctionnait dès le soir même et des gaz étaient rendus par l'anus. Cette absence de choc est remarquable et méritait qu'on s'y arrêtât.

Il est des opérés qui doivent l'existence à la cocaïne : c'est surtout dans l'étranglement de certaines hernies ombilicales, chez les vieilles femmes obèses, à cœur gras, à poumons emphysémateux que les bénéfices de l'anesthésie locale sont inestimables. J'ai opéré ainsi nombre de malades, de celles dont la poitrine déborde sur le ventre et le ventre sur les cuisses ; leur affaiblissement était tel, sous l'influence combinée de l'âge, des vomissements et d'un commencement de congestion pulmonaire, qu'elles paraissaient incapables de supporter le choc chloroformique ; d'autant que les inhalations ne pouvaient qu'irriter encore les bronches enflammées. Grâce à la cocaïne, l'intervention a été menée jusqu'à réintégration dans le ventre des anses herniées, malgré les poches diverticulaires, les sacs superposés, les enveloppes épiploïques, toutes complications des vieilles hernies ombilicales.

Je ne citerai qu'un exemple : il s'agissait d'une

dame âgée du département du Nord, auprès de laquelle m'avait appelé un de mes anciens collègues d'internat, le Dr Culot : la hernie, étranglée depuis quatre jours, était volumineuse, et la faiblesse si grande, l'état des poumons si alarmant, que l'emploi du chloroforme paraissait dangereux. Je proposai la cocaïne, mais, justement, nous avions pour aide un prêtre dont le nom devait être plus tard fort connu à la suite des douloureux événements de Fourmies. Or, ce prêtre avait pour nièce la jeune fille morte chez un dentiste de Lille, et il avait été le témoin épouvanté de cette catastrophe. Son effroi fut grand pendant mon opération qui, malgré de sérieuses difficultés, fut pratiquée sans accident, et même sans incident. La réduction fut faite, et la guérison fut complète.

Mais voici une intervention où les effets de la cocaïne sont plus appréciables encore, car la contre-épreuve a, pour ainsi dire, été faite. Un malade nous est confié par M. Chauffard, pour une caverne que l'on supposait consécutive à une pleurésie interlobaire. L'affaiblissement était tel qu'on redoutait, pendant le sommeil chloroformique, la réplétion des bronches par les mucosités abondantes que le patient, sous peine d'asphyxie, devait expectorer d'une manière incessante. Je pratique, sous la cocaïne, une incision sur l'angle de l'omoplate dont je résèque l'extrémité, je dénude une côte que j'enlève dans une étendue de 8 centi-

mètres; j'arrive sur la plèvre épaissie que j'ouvre
et sur le tissu pulmonaire induré où je plonge la
lame du thermocautère; après avoir cheminé à
travers le parenchyme sclérosé à une profondeur
de 5 centimètres, j'ouvre enfin la caverne d'où fait
irruption une quantité énorme de liquide purulent.

Ce fut une résurrection : le malade, en un mois,
regagna onze livres et perdit sa mine terreuse ; il
se levait et les forces revenaient, mais la caverne
ne se comblait pas, et le doigt, enfoncé dans la
brèche, ne sentait en aucun point les limites de la
cavité ; les sécrétions en sortaient avec abondance,
et l'amélioration devait être de courte durée ; peu
à peu l'appétit diminua, l'amaigrissement reparut
et je craignais de perdre le bénéfice de mon intervention ; aussi me décidai-je à pratiquer l'opération d'Estlander pour rapprocher les deux parois
de la caverne et favoriser leur coalescence. Mais ici
la narcose était indispensable, car je ne pouvais,
sous la cocaïne, enlever sept côtes. On donna donc
le chloroforme ; l'opération se fit en vingt-neuf
minutes, sans perte de sang appréciable, mais
l'opéré n'en mourait pas moins au bout de deux
heures avec des phénomènes d'asphyxie. A l'autopsie, on trouva qu'il s'agissait, non d'une pleurésie interlobaire, mais d'une dilatation bron-
chique, et que la mort était due à l'accumulation
des sécrétions des bronches dans le poumon sain.
Pendant le sommeil chloroformique, l'expectora-

tion n'avait pu se faire et l'asphyxie en avait été la conséquence. Lors de notre première intervention, la cocaïne avait conjuré cet accident.

A ces avantages, sur la valeur desquels il n'est pas besoin d'insister, j'en ajouterai quelques autres. Et d'abord on évite la perte de temps. Toute chloroformisation a une durée de quinze à vingt-cinq minutes. Il n'en faut pas quatre pour les injections de cocaïne les plus compliquées, pour une dilatation anale, par exemple, avec excision de bourrelets hémorroïdaires. On dit d'attendre dix minutes pour que l'analgésie se produise; il n'est besoin que d'une période moitié moindre. Ma dernière injection achevée, je désinfecte à nouveau le champ opératoire à l'éther et à l'alcool; j'essuie avec un tampon aseptique, dont la pression sur la traînée analgésiée aide à la diffusion du liquide, et je saisis le bistouri, trois ou quatre minutes après que l'alcaloïde a pénétré dans les tissus. Je n'évalue pas à moins d'une heure par matinée le temps que gagne le chirurgien dans un de nos services hospitaliers de Paris, en substituant, dans la plupart de ses opérations, la cocaïne au chloroforme.

Et puis, combien l'opération est simplifiée ! Le meilleur aide est immobilisé au chloroforme; ici, il devient libre et vous l'avez en face de vous. Dans nos hôpitaux parisiens, où les internes et les externes sont nombreux, cet avantage ne

compte guère ; mais dans la chirurgie de campagne,
où les confrères manquent, que de difficultés il
supprime, que de mains sales ou « jalouses » il
éloigne du champ opératoire ! Une kélotomie peut
être pratiquée par le médecin tout seul. Un soir,
avec l'unique assistance d'une vieille femme qui
tenait une lampe, j'ai pu, à la cocaïne, inciser la
peau, ouvrir un sac, réséquer de l'épiploon, ren-
trer l'anse herniée, puis faire mes sutures, grâce
au patient qui se prêtait à toutes mes demandes et
m'aidait par les positions qu'il prenait à terminer
vite et bien une opération dont il était guéri au
bout d'une semaine. Les pansements, si difficiles
sur la masse inerte d'un individu chloroformisé,
sont aisés chez un malade qui se soulève, s'incline
ou se tourne à votre gré.

Bien plus, on peut s'opérer soi-même. Nous avons
pu nous ouvrir largement un panaris anthracoïde
de la face dorsale de la première phalange de
l'annulaire et — intervention plus grave — nous
extirper un tubercule anatomique gros comme
une noisette inoculé sur la phalangine et la phalangette de l'index droit. Nous avons gratté le
périoste et l'os, et, sur l'instrument tranchant tenu
immobile par notre main gauche, le doigt malade
se curettait par un mouvement de va-et-vient ; et
tout cela sans l'ombre de douleur. Notre collègue
Ribemont-Dessaigne nous a raconté qu'un de ses
amis, fort ignorant des choses de la chirurgie, avait

l'habitude de se faire une injection de cocaïne dans le prépuce atteint de phimosis, toutes les fois qu'il voulait se servir de l'organe ; or, un jour il eut l'idée de fendre la bride constrictive pour mettre à nu le gland, et en définitive se fit lui-même une circoncision.

Il est assez rare que le malade éprouve, après l'anesthésie à la cocaïne, les douleurs post-opératoires si fréquentes après l'emploi du chloroforme : une fois réveillé, il ressent pendant une heure, deux heures, jusqu'au soir, même pendant la nuit, des cuissons, des brûlures, des élancements que la morphine ne suffit pas toujours à calmer. Eh bien, j'ai moins souvent observé ces souffrances après les injections de cocaïne, et, pour ne citer que mes ovariotomies pratiquées sous l'anesthésie locale, les malades n'ont éprouvé aucune douleur ; à peine, une fois, s'est-il produit de légères coliques trois heures après l'opération ; encore leur durée a-t-elle été courte. Je ne voudrais pas dire que la douleur fait toujours défaut, car je l'ai observée dans certains cas, mais elle me paraît plus rare et moins vive.

Enfin, l'analgésie localisée possède un dernier avantage, c'est que le chirurgien pratique lui-même l'anesthésie et l'opération. Ne voyons-nous pas souvent ce spectacle paradoxal d'un chef de service, d'un maître, ouvrant un abcès superficiel, enlevant un ongle, une loupe, un lipome sous-cutané, opération d'une simplicité primitive, tandis que quelque élève de rencontre, un externe de première année, un simple stagiaire assume la charge redoutable de l'administration du chloroforme! C'est illogique, mais l'usage le veut. Du moins, avec la cocaïne, il n'en est pas ainsi, et le chirurgien qui mène de front les deux tâches, celle de l'anesthésie et celle de l'opération, reste seul responsable et n'a plus à endosser les fautes d'autrui.

Ces avantages, le danger moindre, l'absence de vomissements et de choc, l'atténuation ou la disparition des douleurs post-opératoires, la possibilité de se passer d'aides, la perte de temps moins considérable nous permettent donc de conclure que la cocaïne doit être préférée au chloroforme toutes les fois que le choix est possible.

Mais il ne l'est pas toujours. Il ne l'est pas d'abord chez les enfants que la vue des instruments épouvante; la première piqûre leur ôte toute confiance et on ne pourrait compter sur leur tranquillité au cours de l'opération. Chez eux, avant six ans, je n'ai jamais recours à la cocaïne, et après six ans le nombre est restreint de ceux qui ont assez de raison pour se laisser faire. Cependant, à partir de cet âge, j'ai pratiqué plusieurs circoncisions, l'ablation de ganglions tuberculeux et de kystes dermoïdes, l'incision d'hydrocèles et la cure radicale de hernies. Mais ce n'est qu'à partir

de dix à douze ans que la cocaïne est d'un usage
courant. En somme, par une heureuse conjoncture,
elle devient surtout applicable à mesure que
s'affaiblit la tolérance du chloroforme, en général
d'autant plus grande que l'enfant est plus jeune.

La cocaïne doit être rejetée lorsqu'il s'agit de
pratiquer des opérations non réglées, lorsqu'on
ignore les limites du mal et les points où portera
le bistouri. Rien ne serait plus facile qu'une incision de fistule anale à la cocaïne, mais nous avons
d'ordinaire, et sauf dans les cas vraiment simples,
recours au chloroforme, car il peut y avoir des
diverticules, des clapiers, des décollements que
l'on ne soupçonnait pas ; l'analgésie de ces plans
successifs présenterait de grandes difficultés. Que
de fois ne nous est-il pas arrivé, pour des adénites
cervicales, d'extirper un ou deux ganglions volumineux, les seuls reconnus par le palper, puis
d'en trouver au-dessous, dans des cavités plus
profondes, d'une dissection délicate, et d'éprouver
quelque ennui de n'avoir pu déterminer leur existence avant d'intervenir ! Aussi, dans ces cas douteux, et lorsque je ne sais pas à l'avance l'étendue
des futurs délabrements, c'est au chloroforme que
j'ai recours.

Aussi je ne crois pas à l'avenir de la cocaïne
dans la chirurgie abdominale : le diagnostic est
précaire ; nous ignorons s'il y a des adhérences
et quelles complications peuvent se montrer ; en

outre, il faut évoluer à l'aise : je ne vois pas notre seringue anesthésiant le champ opératoire d'une salpingite suppurée adhérente à l'utérus, à la vessie, aux parois du bassin et aux anses intestinales. Je ne ferai qu'une exception, relative au kyste de l'ovaire : lorsqu'on a lieu de croire qu'il n'y a qu'une poche et pas d'adhérence, l'intervention à la cocaïne est si simple que je conseille, dans ces cas, l'emploi de l'analgésie localisée. Et si par hasard on se trompe, si la poche est adhérente, le mal n'aura pas été grand de cette erreur dans le diagnostic des difficultés opératoires, car la malade passe de la cocaïne au chloroforme si facilement que certains chirurgiens enthousiastes ont proposé de cocaïniser systématiquement les malades avant de les chloroformer.

La trop vaste étendue du champ opératoire est encore une contre-indication à l'emploi de la cocaïne : cependant, lorsque l'intervention est superficielle, que la diérèse et l'exérèse portent sur la peau seulement, quand il n'y a pas plusieurs plans de tissus à analgésier, je ne vois point de limite à l'usage de la cocaïne. J'ai fait, autour d'un testicule envahi par un lipome, une incision cutanée dont le développement mesurait 59 centimètres et j'ai eu, en plus, à anesthésier le cordon spermatique. Le malade n'a point souffert, et la quantité d'alcaloïde n'a pas dépassé 15 centigrammes; j'ai extirpé de même, et sans provoquer la moindre douleur, un énorme sarcome sous-cutané de la partie externe de la cuisse et une tumeur graisseuse d'un demi-mètre de tour de la région dorso-lombaire. Toutefois, s'il faut insensibiliser non seulement la peau, mais les aponévroses, les muscles, les gros troncs nerveux et le périoste, il vaut mieux renoncer à l'anesthésie locale.

Aussi, les grandes amputations ne sont pas de son ressort : j'ai pratiqué cependant avec un plein succès celle de l'avant-bras chez un vieillard de quatre-vingt-trois ans ; une faiblesse extrême et une artério-sclérose généralisée me faisaient craindre l'emploi du chloroforme. J'ai coupé un bras, pour une tumeur blanche du coude, chez une femme d'une cinquantaine d'années qui avait un souffle au cœur et dont les poumons comprimés par un mal de Pott fonctionnaient mal. Dans ces cas d'altération pulmonaire et cardiaque où le chloroforme est contre-indiqué, la cocaïne ne m'a paru présenter aucun danger spécial. Mais, bien que la douleur ait été nulle, il y a, pour ces interventions complexes, quelques difficultés de maniement, surtout à cause de la taille du lambeau et de la hauteur différente où l'on coupe la peau, les aponévroses, les muscles et l'os ; il faut faire jusqu'à quatre plans de zones anesthésiées, sans compter de petits foyers isolés au niveau des gros troncs nerveux.

Je pratique donc les grandes amputations au

chloroforme; mais, pour les doigts et les orteils, les métacarpiens et les métatarsiens, je les enlève toujours sous l'analgésie locale, et c'est merveille dans les hygromas de la tête du premier métatarsien, par exemple, lorsqu'une bourse séreuse s'est développée sur une exostose à la suite de ces déviations et de ces luxations incomplètes si fréquentes chez les rhumatisants, de voir comme on extirpé, facilement et sans douleur, tout le foyer malade, les parois épaissies de la cavité et la tête osseuse elle-même. J'ai eu recours une trentaine de fois à cette résection à l'aide de la cocaïne, et le résultat a été excellent.

Une autre contre-indication de la cocaïne se tire de l'ulcération des tissus : lorsque, à la suite d'une inflammation, le pus s'est frayé un passage au dehors et lorsque l'alcaloïde injecté, au lieu de pénétrer sous une certaine pression et d'écarter difficilement les mailles de la trame du derme, s'échappe par des fissures, l'anesthésie devient illusoire. Aussi, dans la gingivo-périostite, autour d'une dent malade et dans les adénites suppurées, ne nous rend-elle que de médiocres services : dans les fistules anales à trajets multiples, nous y avons renoncé comme méthode générale. En effet, l'opération devient complexe et, pour obtenir un résultat, il faut cerner, par des injections multipliées dans le tissu sain, le foyer ulcéré; or, s'il est étendu, cette condition est difficile à réaliser.

On répète partout que la cocaïne ne peut rien dans les inflammations, et, de fait, elle mord moins sur les tissus phlogosés que sur les autres. Mais elle permet cependant d'obtenir des analgésies suffisantes, et je ne compte plus les abcès que j'ai ouverts, les adéno-phlegmons du cou, les furoncles que, grâce à elle, j'ai pu ouvrir avec succès. Mais les injections doivent être plus multipliées et plus massives; il y a là une technique un peu spéciale que nous aurons à étudier plus tard.

Nous ne disons pas que la cocaïne est contre-indiquée chez les obèses; on pourrait même remarquer qu'elle y est indiquée, surtout pour les surcharges graisseuses du cœur qui rend dangereux l'emploi du chloroforme ; mais l'anesthésie présente alors des difficultés particulières; pour ne pas opérer au fond d'un puits, il faut des incisions énormes; le champ opératoire prend une étendue considérable en superficie et en profondeur, ce qui rendra nécessaire la multiplication des plans anesthésiques. Cependant les dangers de la narcose générale sont tels qu'on se résignera à recourir à la cocaïne, et je l'ai souvent utilisée dans les kélotomies pour hernies ombilicales, si fréquentes chez les grosses femmes.

Il est donc, en résumé, certaines conditions, fort nombreuses, où le chloroforme et l'éther restent les anesthésiques de choix. C'est à eux que nous aurons recours chez les enfants, puis dans les grandes opérations, à champ trop étendu, à étages superposés ; ou bien dans les opérations irrégulières, à foyer mal délimité qui peut réserver des surprises ; ou bien dans les régions enflammées, ulcérées déjà, et d'où la cocaïne fuirait par des fistules au lieu de s'infiltrer dans l'épaisseur des tissus. Encore, dans quelques-uns de ces cas, nous nous adresserions à la cocaïne.

Certainement, elle n'échappe pas à la loi commune : dangereuse, comme tous les poisons, elle doit être plus dangereuse encore chez les cachectiques et les affaiblis, les vieillards usés, les artério-scléreux, les cardiaques avancés, surtout ceux dont le filtre rénal altéré élimine lentement les substances délétères ; la surveillance la plus étroite devient indispensable, et, pour eux, j'atténue les doses et je ménage l'alcaloïde. Mais, comme, dans tous ces cas, le chloroforme est particulièrement dangereux, ces contre-indications du chloroforme me sont des indications à l'emploi de la cocaïne.

CHAPITRE IV

TECHNIQUE GÉNÉRALE DE L'ANALGÉSIE
PAR LA COCAINE

Outillage : Seringues et aiguilles. — Doses et solutions. —
Elles sont indissolublement liées l'une à l'autre. — La
solution la meilleure est un demi pour cent. — La dose
maximum ne doit pas dépasser vingt centigrammes. —
Nécessité du décubitus horizontal. — L'injection doit
être intradermique, traçante et continue. — Il faut faire
cheminer l'aiguille en poussant le piston pour ne pas
verser le liquide dans une veine. — Le bistouri doit suivre
la traînée analgésique sous peine de faire souffrir le patient. — Peau épaisse et peau fine. — Chaque plan anatomique doit être analgésié. — Peau. Aponévrose. Muscle.
Périoste et os. — Analgésie des tissus très vasculaires.
— Durée de l'analgésie. — Incision au thermocautère. —
Inutilité de la bande d'Esmarch. — Analgésie régionale.

Notre outillage est des plus sommaires : une
seringue d'un modèle un peu particulier et
quelques aiguilles spéciales. La seringue de Pravaz banale peut suffire il est vrai, et très souvent
c'est d'elle que nous nous servons, mais il est plus
commode d'ajouter au type ordinaire deux oreillettes qui permettent à l'index et au médius de
mieux s'opposer au pouce qui presse sur le piston.
Il ne s'agit pas, en effet, d'injecter un liquide dans
les mailles lâches du tissu cellulaire, mais dans la
trame serrée du derme où la résistance est souvent

Fig. 1. — Outillage pour pratiquer l'analgésie

Toute seringue à oreillettes, bien calibrée, d'une asepsie facile et
munie d'aiguilles droites ou courbes de 3 à 4 centimètres de longueur
suffit. Cette figure nous montre deux seringues : l'une, petite, pouvant contenir 1 centimètre cube de liquide ; l'autre, 2 centimètres

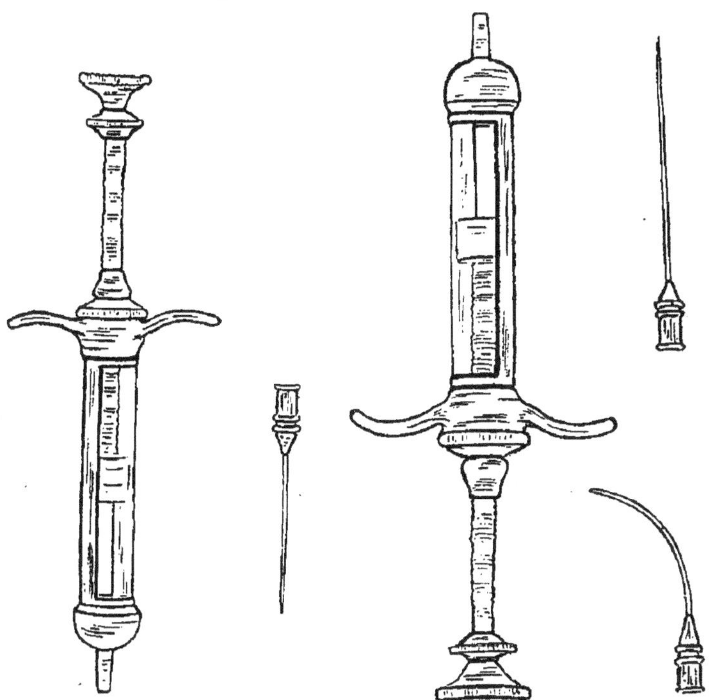

cubes. Nous nous servions de la première lorsque nous usions
encore de la solution à 1 p. 100. Maintenant que nous n'employons
que la solution à 1/2 p. 100, nous n'avons plus recours qu'à la
seconde. Nos deux centimètres cubes de liquide contiennent 1 centigramme de cocaïne ; autant de seringues, autant de centigrammes
injectés ; la comptabilité est on ne peut plus facile. Les aiguilles doivent être plutôt courtes, polies, pointues, assez fortes pour ne pas
casser en perçant les peaux épaisses et dures. Les aiguilles droites
servent à analgésier les plans superficiels ; les courbes, les plans
profonds.

considérable. Donc un point d'appui solide est préférable.

Notre seringue n'a pas le calibre ordinaire : elle contient 2 centimètres cubes de liquide au lieu d'un que renferme la seringue de Pravaz. Or, comme maintenant nous n'employons plus que la solution à un demi pour cent, la comptabilité au cours de l'opération est d'une simplicité parfaite : autant de seringues vidées, autant de centigrammes de cocaïne injectés.

Les aiguilles sont un peu plus grosses que les aiguilles pour les injections de morphine, résistantes pour ne pas se casser, polies, pointues pour pouvoir pénétrer facilement dans le tissu serré du derme ; il y en aura de droites d'une longueur de 3 cent. 1/2 environ, et de courbes pour atteindre les régions enfoncées où des saillies naturelles arrêtent les mains ; elles servent aussi pour analgésier les couches profondes de la plaie opératoire. Et c'est tout. On voit combien notre instrumentation est peu compliquée ; encore devons-nous ajouter qu'à la rigueur on peut se contenter de la seringue et d'aiguilles ordinaires pourvu que la stérilisation en soit aisée.

On sait déjà le rôle que jouent, dans la méthode française, la dose à injecter et le titre de la solution. Ces deux termes sont pour ainsi dire solidaires et liés l'un à l'autre indissolublement. D'abord il est évident que les dangers d'intoxication sont d'autant moindre que la dose d'alcaloïde injectée dans les tissus est moins élevée. Or, si la solution est à 5 p. 100, chaque seringue renfermera 10 centigrammes d'alcaloïde, et dix seringues, 100 centigrammes, dose extravagante et qui — la lecture des vieilles observations l'a prouvé — a des chances sérieuses de provoquer la mort. Si la solution est à 2 p. 100, chaque seringue contiendrait 4 centigrammes, dix, 40 centigrammes, dose folle et qu'il faut proscrire. Si la solution n'est plus que de 1 p. 100, une seringue contient 2 centigrammes, dix seringues, 20 centigrammes, dose limite qu'il vaut mieux ne pas atteindre ; mais si notre solution est à 1/2 p. 100, chaque seringue contiendra 1 centigramme, nos dix seringues, 10 centigrammes, dose moyenne, dose maniable, dose innocente, et que je dépasse chaque jour sans accident.

Donc toutes les fois qu'on abaisse le titre de la solution on s'attribue, par cela seul, une masse analgésiante plus considérable et on peut, par conséquent, étendre le champ opératoire et aborder des interventions plus complexes. C'est beaucoup et ce n'est pas tout encore. La clinique me démontra bientôt que, à dose d'alcaloïde égale injectée dans les tissus, les solutions faibles sont moins toxiques que les solutions fortes ; dix centigrammes de cocaïne contenus dans une seule seringue de Pravaz ont provoqué des accidents redoutables, et, dans un cas de Verneuil, la mort ne fut conjurée que par deux heures de respiration artificielle, — tandis que chaque jour, et plusieurs fois chaque jour, j'injecte les mêmes dix centigrammes de cocaïne, mais noyés dans vingt centimètres cubes d'eau, impunément et sans troubler le moins du monde l'équilibre physiologique de mes sujets.

L'expérience sur les animaux a confirmé ce que m'avait révélé la clinique. Le professeur Pouchet prend deux cobayes « qui pèsent le même poids, qui viennent de la même nichée, qui ont suivi le même régime, qui sont aussi exactement qu'il est possible dans les mêmes conditions : à l'un nous faisons une injection intra-péritonéale de 4 centigrammes de cocaïne dissous dans un centimètre cube d'eau distillée, et à l'autre une injection de 10 centigrammes de cocaïne dissous dans 15 centimètres cubes. Le cobaye qui a reçu la plus faible dose mourra à bref délai ; celui qui a reçu la plus forte dose en solution diluée manifestera bien des accidents de cocaïnisme, mais résistera d'une façon certaine ».

La conclusion s'impose, et nous fixerons comme titre de nos solutions le titre le plus faible que l'expérience nous aura démontré suffisamment analgésique, et ce titre, qui fut longtemps pour nous 1 p. 100, est maintenant abaissé à 1/2 p. 100. Nous l'avons fixé après de longs essais, et, à cette heure, un très grand nombre d'observations ont prouvé sa valeur. Aussi sommes-nous fort surpris de voir le Codex adopter la solution à 2 p. 100. Nous l'avions proposée autrefois et elle était alors un sensible progrès. Puis, nous sommes descendus d'abord à 1, enfin à 1/2 p. 100. Nous osons insister ici auprès des personnalités compétentes pour rectifier le chiffre erroné du Codex. Nous avons quelque autorité pour le faire, car notre expérience est, je crois, la plus ancienne.

Peut-on s'avancer dans cette voie et abaisser plus encore le titre des solutions? Schleich répond affirmativement et descend à 0,20, 0,10 et même 0,01 p. 100. Mais, outre que l'analgésie obtenue m'a toujours paru bien précaire, il s'agit vraiment d'une autre méthode, et le peu d'insensibilité que l'on obtient — insensibilité tardive et fugace — est moins due à la cocaïne qu'à la compression des filets nerveux par l'abondance des liquides injectés. Comme l'a dit Schleich, « la méthode française est une méthode chimique, la méthode allemande une méthode physique ».

La solution à 1/2 p. 100 me semble le dernier mot des solutions faibles pour les tissus sensibles, et je crois qu'il faut de toute nécessité la conserver pour l'analgésie de la peau. Mais peut-être pourrait-on se servir de solutions moins fortes encore dans les tissus sous-cutanés, tissus cellulaires, aponévroses, muscles et périoste, et les résultats seront peut-être bons. Cependant je ne le conseille pas pour deux raisons : la première, c'est que la solution à 1/2 p. 100 suffit à toutes les opérations justiciables de la cocaïne; mon « budget » cocaïnique est alors suffisant et suffisamment élastique. Et puis, il y a avantage, pour éviter des erreurs trop faciles avec des aides souvent inattentifs, à n'avoir qu'une solution pour que les erreurs de fiole deviennent impossibles.

Il résulte de ce qui précède que la dose peut s'élever à mesure que s'abaisse le titre de la solution. Avec les solutions à 1 p. 100, le dépouillement des observations malheureuses relatées dans les recueils scientifiques m'avait permis de fixer à 20 centigrammes la dose qu'il valait mieux ne pas dépasser. Avec l'emploi des solutions à 1/2 p. 100, on pourrait en élever le chiffre, et, de fait, je l'ai dépassé quelquefois. Mais, en vérité, c'est inutile, car il n'est pas d'opérations justiciables de la cocaïne où 20 centigrammes ne soient absolument suffisants. Faisons en effet le décompte : mes 20 centigrammes de cocaïne me donnent, comme matière injectable, 40 centimètres cubes de solution à 1/2 p. 100; il y a là de quoi couvrir un vaste champ opératoire.

Je me résume et je dis : la solution de cocaïne à 1/2 p. 100 est tout à fait suffisante pour procurer l'analgésie parfaite des tissus cutanés et sous-cutanés. Avec cette solution, on peut atteindre sans danger la dose maximum de 20 centigrammes. J'ai dépassé quelquefois celte dose sans inconvénient, mais c'est vraiment inutile puisqu'elle est suffisante pour mener à bien toutes les opérations justiciables de la cocaïne.

Avant de pratiquer les injections, il faut mettre le patient dans le décubitus horizontal, le coucher, quelle que soit la région où l'on doit opérer, même pour extirper une loupe du cuir chevelu, même pour arracher une dent. La règle est absolue; qui la viole s'expose à des alertes et nous nous sommes déjà plusieurs fois expliqué sur ce point. On ne permettra pas au malade de se lever dès l'intervention finie, car il pourrait être pris, quelques quarts d'heure plus tard, de vertiges, d'éblouissements, de sueurs profuses, de gastralgie, d'étourdissements, de syncope. L'opéré de Berger fut atteint des premiers accidents hors de l'hôpital, dans la rue. Ces douleurs et ces angoisses tardives sont des plus pénibles, et nous connaissons deux collègues, maîtres éminents de la Faculté, qui, « chavirés » de cette sorte après une séance chez un dentiste, ont été pris contre la cocaïne d'une invincible répugnance — et leur rancune tient toujours.

Aussi prescrivons-nous au patient de rester couché au moins une heure après les premières injections de cocaïne et de ne reprendre la position assise ou verticale, et surtout de ne marcher, qu'après avoir avalé un bol de lait, de bouillon, ou mieux un potage épais, en plus de la tasse de café additionnée de quelques gouttes d'alcool que le malade suce lentement à l'aide d'un tube en caoutchouc pendant que dure l'intervention. D'ailleurs, et ce point a son importance, je réprouve la diète préopératoire et je demande à mon malade de déjeuner avant de se remettre entre mes mains. Le chirurgien doit y veiller, car le public sait fort bien les exigences de la narcose chloroformique, et la plupart des malades s'imaginent qu'il faut se garder de manger avant l'intervention. On ne prescrira le jeûne que dans les très rares cas d'opérations mal réglées où l'on redoutera quelque surprise et la nécessité de substituer l'anesthésie générale à l'anesthésie localisée.

La préparation de chaque opération ne présente rien de spécial; la région sera rasée, lavée à l'eau chaude, systématiquement savonnée. Je pratique mes injections cutanées avant de « passer » la peau à l'éther et à l'alcool, car cette double manœuvre serait douloureuse avant l'analgésie sur un tégument « décapé » et même éraillé par le passage réitéré des brosses dures. Ce temps, du reste, n'est pas perdu pour l'analgésie ; le frottement et la pression des tampons et des compresses sur la ligne d'injection diffuse la cocaïne, l'infiltration progresse, atteint les extrémités nerveuses, et, lorsque le chirurgien saisit alors le bistouri, l'insensibilité est complète.

J'en arrive à l'injection proprement dite : après avoir fixé de l'œil la future ligne d'incision, je vais planter mon aiguille dans l'épaisseur du derme. Mais faut-il auparavant anesthésier le point de pénétration par une pulvérisation à l'éther, au bromure d'éthyle ou au chlorure de méthyle, comme le pratiquent quelques chirurgiens ? C'est vraiment inutile, car la douleur de la piqûre, outre qu'elle est insignifiante, est instantanément arrêtée et cesse dès que la pression sur le piston chasse dans la plaie un peu de la cocaïne. Cependant lorsque le foyer opératoire cutané est au voisinage d'une muqueuse, près des lèvres, au prépuce, dans la région anale, à la langue, aux gencives, j'applique sur la muqueuse une lame de ouate hydrophile imbibée de cocaïne, et sur le point ainsi anesthésié je pique mon aiguille que je dirige ensuite vers la peau.

On fixe donc de l'œil la future ligne d'incision, que pour plus de sûreté les débutants peuvent marquer d'un trait à la teinture d'iode. On saisit alors entre le pouce et l'index de la main gauche un pli de la peau, à l'extrémité droite de la future incision ; l'injection se fait en effet plus facilement de droite à gauche au contraire de l'incision qui se fait de gauche à droite. Sur le sommet du pli, on plante la pointe de l'aiguille et l'on presse en même temps le piston ; le patient signale à peine par un léger mouvement ou par un petit cri la fugace douleur de cette piqûre qui souvent n'est pas perçue.

FIG. 2. — ANALGÉSIE DE LA PEAU. INJECTION INTRA-DERMIQUE

TRAÇANTE ET CONTINUE

L'opérateur saisit, entre le pouce et l'index de la main gauche, la peau au niveau du point d'où partira la future incision et on y forme un pli. La main droite tient la seringue à oreillettes, l'index et le

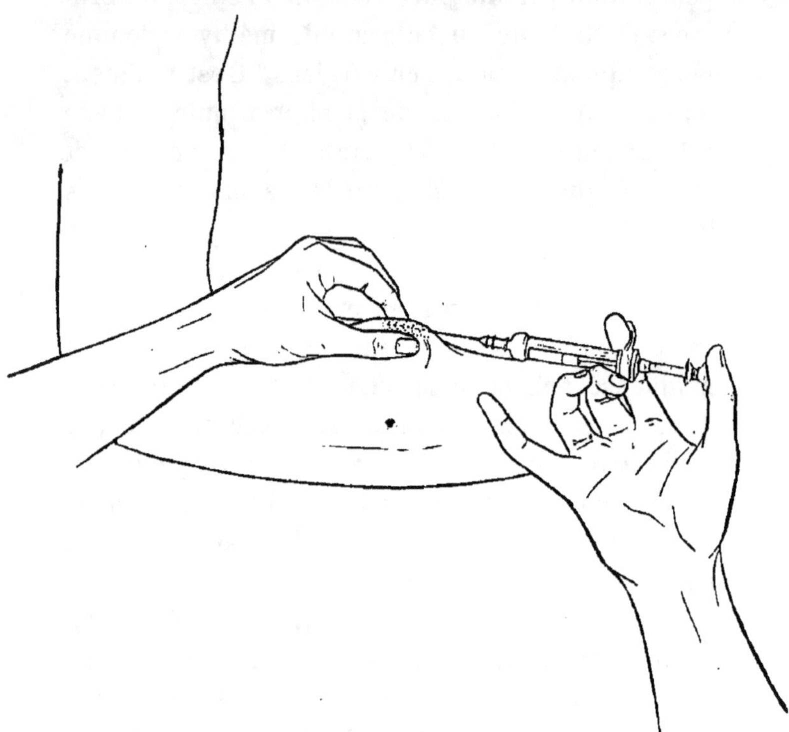

médius sur les oreillettes, le pouce sur le piston ; on enfonce la pointe de l'aiguille d'un coup sec dans l'épaisseur du derme, et l'on presse immédiatement sur le piston ; la cocaïne versée dans les tissus dissipe aussitôt la douleur de la piqûre. On fait alors cheminer lentement l'aiguille dans la trame du derme et son passage se trahit par une boursouflure allongée, une sorte de traînée livide due au liquide qui infiltre le feutrage dermique. Ce bourrelet est ici marqué par un pointillé à arcs superposés. On ne s'arrête que lorsque la seringue est vide et que l'aiguille, toujours intradermique, est arrivée au bout de sa course.

L'aiguille chemine lentement dans la crête saillante du pli formé sur la future ligne d'incision et, pendant que cette aiguille progresse, le piston refoulé dépose dans la trame du derme la solution de cocaïne; le boursouflement de la peau et sa pâleur traduisent à la vue cette pénétration du liquide.

Mais l'aiguille, en général longue de 3 centimètres, ne tarde pas à arriver au bout de sa course; elle est arrêtée par le talon de son ajutage, et, pour peu qu'on ait l'habitude des injections, à ce moment la seringue est vide. On la retire alors; on remplit de nouveau la seringue, ou l'aide en tend une seconde déjà préparée. On pique de nouveau l'aiguille dans la crête d'un nouveau pli qui continue le premier sur la ligne de la future incision, mais on a soin d'en enfoncer la pointe un peu en amont de l'endroit où finit la traînée analgésique, de façon à ce que la pénétration soit absolument indolore. Puis, comme la première fois, on fait cheminer l'aiguille dans l'épaisseur du derme, tout en poussant le piston qui dépose la cocaïne, et la peau continue à se boursoufler et à blanchir; nouvel arrêt de l'aiguille au bout de sa course, nouvelle piqûre un peu en amont du point où cesse la traînée analgésique, et ainsi de suite, toujours la même manœuvre, jusqu'à ce que l'on ait atteint l'extrémité gauche de la future incision cutanée.

Ainsi se pratique l'injection intra-dermique,

traçante et continue, dont il est facile de montrer
la supériorité sur les anciennes piqûres faites aux

FIG. 3. — ANALGÉSIE DE LA PEAU. INJECTION INTRA-DERMIQUE
TRAÇANTE ET CONTINUE

Bras et avant-bras comme dans la figure précédente. La première
injection, celle que montre la figure précédente, est achevée; on a

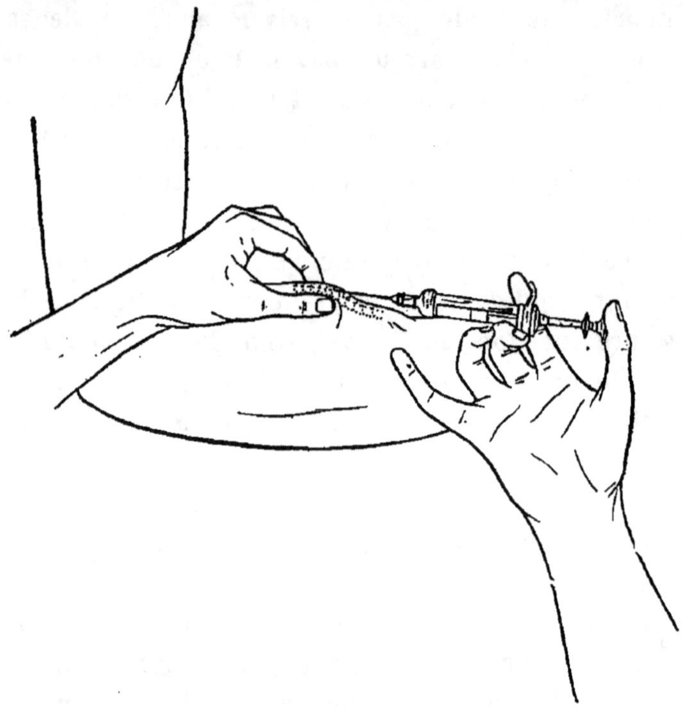

retiré l'aiguille et, ici, on l'a plantée de nouveau dans le derme, mais
en amont du point terminal de la première injection : ainsi la piqûre,
faite en tissu analgésié, est insensible ; on répète alors la manœuvre
de la figure précédente : le pouce presse sur le piston et la main
fait cheminer l'aiguille dans l'épaisseur du derme; le bourrelet se
forme. On refera une troisième, une quatrième piqûre jusqu'à ce que
la future ligne d'incision offre, sur tout son parcours, une traînée
analgésique continue.

jeunes temps de la méthode, çà et là dans l'épaisseur, non de la peau, mais du tissu cellulaire.
Avec les pratiques primitives, l'insensibilisation
était à la merci du hasard et n'était à peu près
obtenue que si l'injection sous-cutanée avait eu la
chance d'englober les petits rameaux nerveux qui
vont s'épanouir dans les téguments ; tandis qu'avec
notre méthode l'analgésie est absolue ; elle atteint
systématiquement toutes les terminaisons sensitives de ce derme qu'on peut, au point de vue
physiologique, considérer comme une trame tissée
de tubes nerveux.

Et puis, notre injection ne sera pas dangereuse :
il y aurait péril à faire pénétrer la solution de
cocaïne dans les veines ; l'alcaloïde porté directement au cerveau par le courant sanguin a une
activité qu'il dépouille peu à peu pendant le temps
que réclame l'absorption du liquide poussé dans
les mailles du derme ; or, par les manœuvres primitives, la pointe de l'aiguille pouvait rencontrer
dans le tissu cellulaire des vaisseaux d'un calibre
appréciable, y pénétrer et pratiquer ainsi une
redoutable injection intraveineuse. Avec notre méthode, rien de semblable à redouter ; d'abord, les
canaux sanguins du derme sont infiniment plus
ténus; et puis notre aiguille marche, elle chemine
d'une poussée lente mais continue dans les tissus,
et, si elle rencontre une veine, elle la traverse,
et la quantité est insignifiante qui sera versée

dans les vaisseaux pendant ce rapide passage

Mais il faut avouer que la double manœuvre est assez délicate qui consiste à faire cheminer l'aiguille à travers les tissus en même temps qu'on pousse le piston qui projette la cocaïne dans ces mêmes tissus. On n'y atteint pas du premier coup et nous avons vu bien des débutants procéder par saccades, enfoncer d'abord l'aiguille de quelques millimètres, puis presser sur le piston, déposer une « bulle » de solution, et recommencer ainsi jusqu'à ce que, de poussées en poussées, la ligne d'incision ait reçu une traînée cocaïnique complète. Le procédé n'est pas élégant et n'évite pas d'une manière aussi absolue le danger de la pénétration directe de l'alcaloïde dans les veines. Mais nous avons déjà dit que ces veines étaient bien petites dans la peau et que la quantité injectée dans un « à coup » malheureux serait vraiment négligeable. Aussi nous ne condamnons pas absolument ce procédé, mais le nôtre est meilleur.

La rapidité avec laquelle on fait cheminer l'aiguille dans l'épaisseur du derme influe sur la largeur de la bande analgésique. Avec notre seringue de 2 centimètres cubes et notre aiguille plus grosse dont le trou plus large débite une quantité plus considérable de liquide dans le même temps, la solution, pour peu qu'on aille lentement et qu'on presse avec quelque énergie sur le piston, se diffuse à droite et à gauche et forme un relief de 2 à 3 centimètres. Si, au contraire, l'aiguille chemine vite

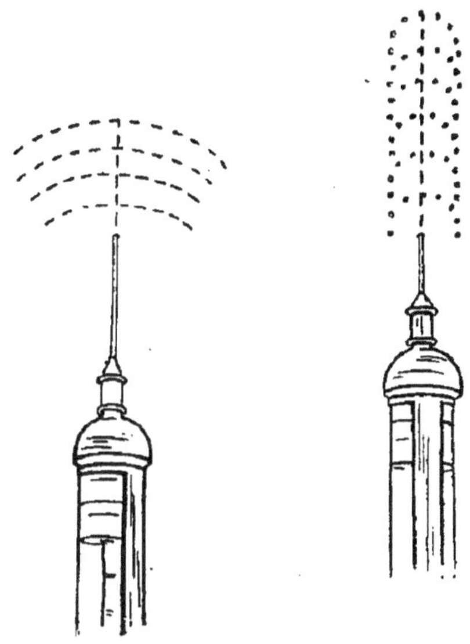

FIG. 4. — INFLUENCE DE LA LENTEUR DE L'INJECTION
SUR LA LARGEUR DE LA TRAÎNÉE ANALGÉSIQUE

La figure de gauche nous montre une traînée analgésique très large : l'aiguille a cheminé très lentement dans l'épaisseur du derme,

et comme le piston chasse dans le même temps une quantité égale de liquide, les ondes de cocaïne ont gagné en largeur ce que dans la seconde piqûre elles gagneront en longueur.

La figure de droite nous montre une traînée analgésique étroite et longue que nous opposons à la traînée large et courte de la figure précédente. Le liquide, contenu dans la seringue dont l'aiguille cheminait rapidement, ne s'est pas étalé : aussi la zone insensibilisée est à la fois plus longue et plus étroite.

et si on pousse modérément le piston, la traînée cocaïnique est sensiblement plus étroite.

Notre injection intra-dermique, traçante et con-

Fig. 5. — Incision douloureuse

Cette figure montre une des fautes le plus souvent commises : la ligne d'anesthésie a été correctement tracée, mais le chirurgien, au lieu de « l'épouser », s'est éloigné peu ou prou et pénètre en tissus

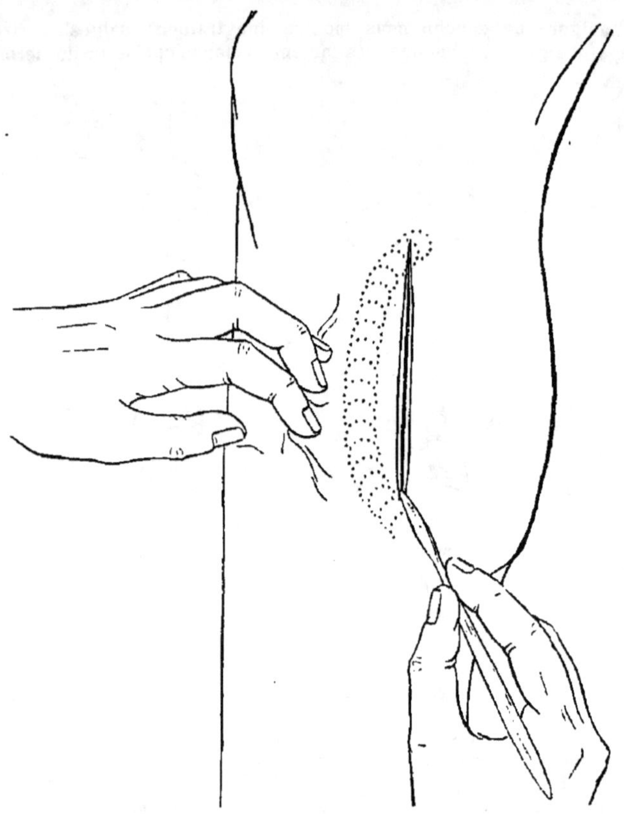

sensibles. Parfois — et c'est ici le cas —, la main de l'aide ou de l'opérateur, en voulant tendre la peau pour permettre au bistouri de mieux mordre, a déplacé la traînée analgésique et désorienté le novice. L'incision devra toujours suivre le milieu de la traînée analgésique que révèlent une légère boursouflure livide et les points rouges invisibles dans cette figure, mais que laissent au naturel les piqûres de l'aiguille.

tinue, est terminée; nous allons saisir le bistouri et inciser la peau analgésiée. Mais il faut se garder d'une faute inexcusable et que j'ai vu si souvent commettre que je la crois de règle chez les débutants : l'opérateur oublie ou néglige sa ligne analgésiée et son instrument pénètre dans les tissus voisins où il éveille de la douleur. La traînée analgésique est cependant des plus visibles si elle a été intra-dermique; elle se traduit alors sur la peau par un bourrelet œdémateux d'un blanc livide et marqué de points rouges, les petits suintements sanguins qui se font par les trous faits par l'aiguille de la seringue. Si le chirurgien commet cette lourde faute, d'inciser les téguments hors de la ligne analgésiée, c'est le plus souvent parce qu'un aide exerce une pression inattendue, tire sur la peau et la déplace, tandis que le bistouri continue à suivre la direction primitive.

Il n'est pas toujours facile de faire cheminer l'aiguille dans l'épaisseur du derme ; parfois l'aiguille devient trop superficielle, traverse l'épiderme, et le liquide est projeté en dehors; on en est quitte pour retirer un peu l'aiguille et la plonger plus profondément; parfois, et le cas est plus fréquent, l'aiguille pénètre dans les mailles lâches du tissu cellulaire; on s'en aperçoit à ce que le bourrelet œdémateux livide ne se montre pas; il n'y a plus de relief sur la peau, et puis l'opérateur sent que la résistance du piston qui chasse le liquide dimi-

nue tout à coup ; dans ce cas encore, il faut un peu
retirer l'aiguille, relever sa pointe, et l'on reconnaît

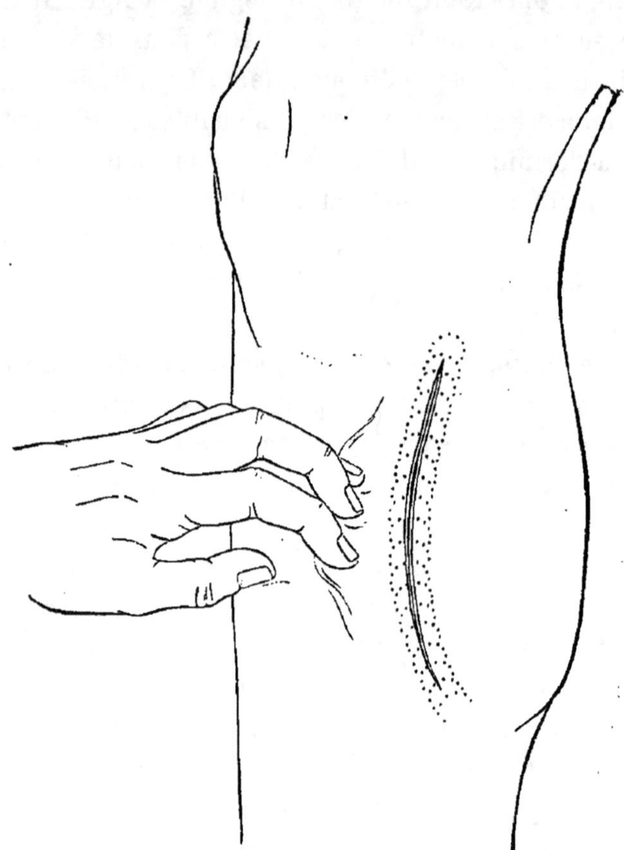

FIG. 6. — INCISION INDOLORE

Ici, la main de l'aide ou de l'opérateur a bien déplacé la traînée

analgésique comme dans la précédente figure ; mais le chirurgien
expérimenté a su conduire son bistouri au milieu même de la traînée
que lui révèlent une légère boursouflure livide et les points rouges
— oubliés sur notre schéma — mais que laissent au naturel les
piqûres de l'aiguille.

que l'on est en bonne place à la résistance nouvelle du piston.

Dans les peaux épaisses des membres et du tronc rien n'est plus facile que de cheminer en plein derme, mais au prépuce, aux paupières, à la marge de l'anus, le tégument est mince : à vouloir le parcourir on le trouerait à chaque instant et il n'est pas rare d'être non dans son épaisseur, mais au-dessous, dans le tissu cellulaire ; on le reconnaît à l'œdème flasque et diffus qui s'étale à une assez grande distance ; heureusement l'inconvénient est médiocre, car une infiltration rapide se fait de la profondeur vers la superficie et la peau ne tarde pas à s'analgésier.

Jusqu'à présent nous n'avons parlé que de l'analgésie de la peau ; c'est évidemment la plus importante — et elle suffit parfois lorsque la diérèse ou l'exérèse est toute superficielle : l'extirpation des tumeurs cutanées, loupes, épithéliomas, nævus, fibromes n'exigent pas d'autre manœuvre ; mais si l'incision doit atteindre d'autres tissus, des couches plus profondes, une nouvelle anesthésie doit l'y précéder, et c'était une des causes d'échec les plus notoires de nos prédécesseurs de se contenter d'une seule série d'injections. Nous avons démontré que les couches profondes, tous les plans anatomiques, aponévroses, muscles, périoste et os, avaient aussi leur sensibilité, moindre il est vrai que celle des géluments, mais suffisante cependant pour rendre

Fig. 7. — Analgésie des divers plans anatomiques
(Cure radicale d'une hernie inguinale.)

La figure nous montre le contour de la hanche gauche, l'épine iliaque antéro-supérieure, le pli de l'aine et une vague bosselure

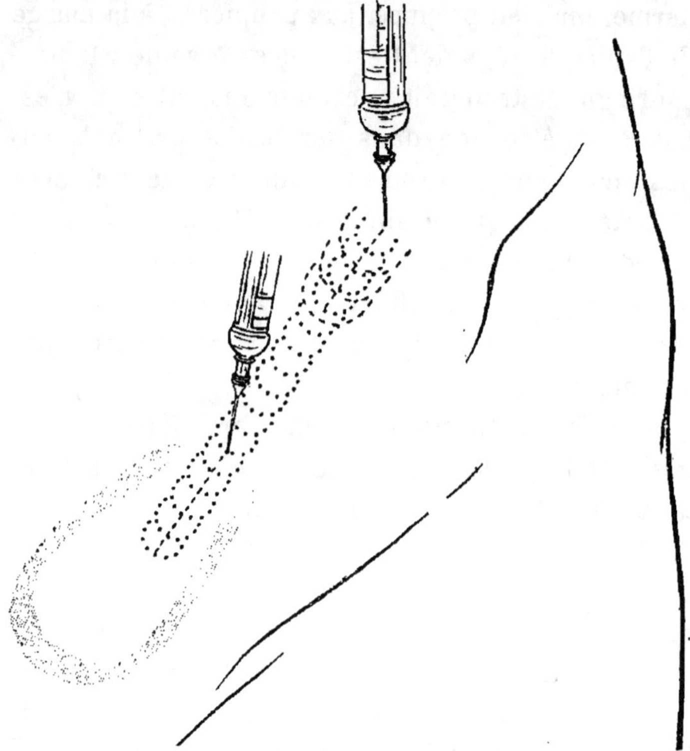

simulant la hernie. La traînée analgésique superficielle, notée par un étroit pointillé, est déjà déposée sur la future ligne d'incision et l'on voit l'aiguille de la seringue inférieure terminer, dans l'épaisseur du derme, cette première traînée analgésique. L'aiguille de la seringue supérieure, elle, a traversé la peau, et c'est dans le tissu cellulaire qu'elle verse la cocaïne dont la traînée analgésique, notée par un pointillé large sous-jacent au pointillé étroit, est à peine commencée et n'occupe encore que le quart supérieur de la future incision.

intolérable une intervention pratiquée sans leur
analgésie. De là une règle inflexible : insensibiliser
couche par couche tous les tissus que doit traverser
le bistouri.

En général, il suffit d'anesthésier la peau et,
dans un second temps, l'aponévrose superficielle
sans s'occuper du tissu conjonctif intermédiaire.
Mais chez les obèses et dans les régions où les
téguments sont très épais, le tissu cellulaire abondant et parcouru par de nombreux vaisseaux qui
accompagnent des ramuscules nerveux, une injection supplémentaire n'est pas de trop, et lorsque,
dans un autre chapitre, nous étudierons la cure
radicale de la hernie inguinale, nous verrons que,
avant d'inciser la peau il est bon d'enfoncer, au
travers du bourrelet analgésié, une grande aiguille
qui arrive jusqu'à l'aponévrose et dépose, au-
dessus, entre elle et la face profonde du derme, et
dans toute l'étendue de la future incision, une
traînée de cocaïne, véritable injection de renfort.

L'aponévrose aussi est sensible, et son analgésie
est indispensable. Pour la pratiquer, l'aiguille
courbe est la plus commode, car les bords incisés
de la peau, qui font relief, empêcheraient de manœuvrer à l'aise avec l'aiguille droite. De la pointe
de l'aiguille courbe on traverse l'aponévrose et
juste au-dessous, entre elle et les fibres superficielles des muscles sous-jacents, on dépose une
traînée cocaïnique sur le trajet de la future incision.

FIG. 8. — ANALGÉSIE DES DIVERS PLANS ANATOMIQUES
(Cure radicale de la hernie inguinale.)

Cette figure montre, comme la précédente, le contour de la hanche, l'épine iliaque antéro-supérieure, le pli de l'aine et le vague contour de la hernie. La peau est incisée et maintenue béante par deux

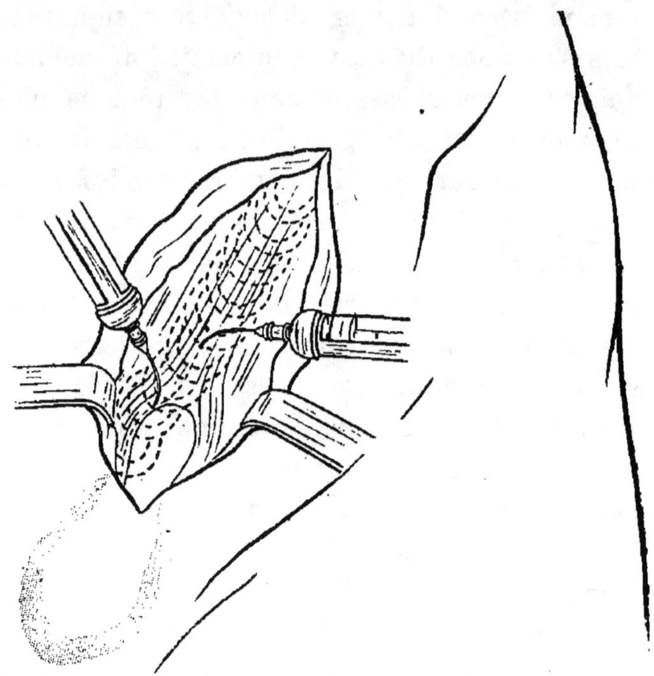

écarteurs. On voit l'aponévrose du grand oblique et l'écartement de ses deux piliers par où sort la hernie. L'aiguille supérieure, dont l'aiguille courbe chemine sous l'aponévrose, a déjà analgésié la plus grande partie du champ opératoire et termine cette traînée profonde. L'aiguille inférieure, de son aiguille courbe, continue cette traînée profonde en dedans et au-dessous du collet du sac. Il faudra ensuite analgésier de même, du contenu d'une nouvelle seringue, en dehors et en dessous du collet du sac ; mais ici on trouve d'ordinaire les éléments du cordon et il faudra éviter de verser l'injection dans une veine.

Même injection dans l'épaisseur des muscles pour peu que leur épaisseur soit notable et qu'il y en ait plusieurs couches. C'est ainsi que dans la fosse iliaque, pour l'opération de l'appendicite, et au-dessous des fausses côtes, pour la gastrostomie, une double injection intra-musculaire nous paraît indispensable.

Lorsque le centre de la région est occupé par un os, cet os lui-même doit-être analgésié. Ici la manœuvre est un peu spéciale et j'ai montré depuis longtemps — on prétendait jadis que l'insensibilisation des os était impossible — qu'il suffit, pour analgésier un os jusqu'à la complète suppression de la douleur, d'introduire au travers du périoste la pointe de la seringue de Pravaz et de pousser plusieurs injections circonférentielles, dont le liquide s'étale au-dessous de la membrane nourricière ; on peut alors avec sécurité saisir la scie ou la pince coupante, et la souffrance est nulle.

L'analgésie des tissus où le réseau vasculaire est large et abondant nécessite une attention particulière ; c'est ainsi qu'à la lèvre, à la langue, au col de l'utérus, dans la région anale soulevée par les hémorroïdes, dans les cordons spermatiques, variqueux ou non, dans certains angiomes, il faut multiplier les précautions pour ne pas injecter de liquide dans les vaisseaux nombreux et dilatés. Aussi avons-nous coutume d'enfoncer l'aiguille tout en pressant modérément le piston et ne ver-

sant ainsi à l'aller qu'une petite quantité de liquide ;
lorsque l'aiguille est arrivée au bout de sa course,
le corps de la seringue est encore à moitié plein ;

FIG. 9 — ANALGÉSIE DES PLANS ANATOMIQUES
(*Trépanation de l'apophyse mastoïde.*)

Cette figure montre la région mastoïdienne : l'oreille et le bord
antérieur de l'incision rétro-auriculaire sont maintenus par un écar-

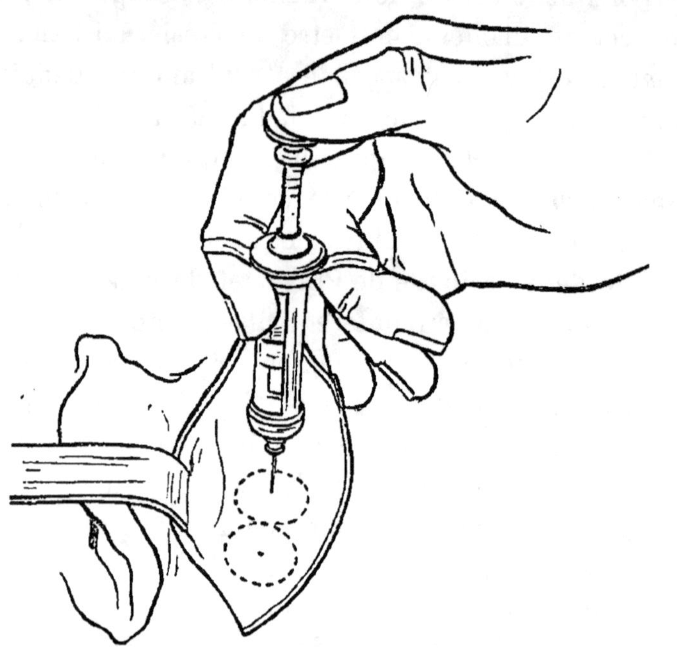

teur ; la peau insensibilisée est déjà sectionnée et l'aiguille de la
seringue est plantée perpendiculairement à travers les parties molles
y compris le périoste, jusqu'à ce que sa pointe soit arrêtée par l'os.
On presse alors avec force sur le piston et le liquide analgésique se
diffuse entre l'os et le périoste en ondes excentriques marquées ici
par deux ronds, l'un, inférieur, fait par une première injection, l'autre,
supérieur, que l'aiguille est en train de créer. Nos ronds ne sont pas
assez larges et la diffusion du liquide est plus considérable.

je retire alors l'aiguille en même temps que je presse le piston ; cette injection rétrograde s'opère avec plus de sécurité.

Un cas se présente souvent qui nécessite quelque artifice particulier. Supposons une tumeur, développée sous la peau, un hygroma prérotulien, par exemple. Pour l'extirper on pratique une traînée analgésique en volet, et par l'incision correspondante on pourra disséquer le kyste séreux et l'extraire ; mais l'insensibilisation sur le pourtour de la tumeur n'a pas été faite et nous devrons par des injections successives sous-cutanées analgésier ces tissus périphériques. La figure ci-jointe nous dispense d'une description plus précise.

Nous avons déjà parlé de la durée de l'anesthésie : dans tous nos cas, elle persiste assez pour permettre de terminer l'opération, et jamais nous n'avons eu à répéter nos injections pour insensibiliser à nouveau les tissus. J'ai constaté pourtant dans les mains de quelques élèves peu attentifs un éveil de la douleur au moment des sutures. Mais cette douleur était due à une faute fréquente et qu'il faut savoir éviter : la bande analgésiée que crée l'injection intra-dermique ne mesure guère que 1 centimètre et demi à 2 centimètres de largeur. L'incision l'a divisée en deux parties à peu près égales, de telle sorte que les lèvres de la plaie n'ont qu'un liséré insensible de moins d'un centimètre. L'opérateur devra donc, sous peine de voir souffrir son malade, ne planter l'aiguille à suture que dans ce liséré et non au dehors.

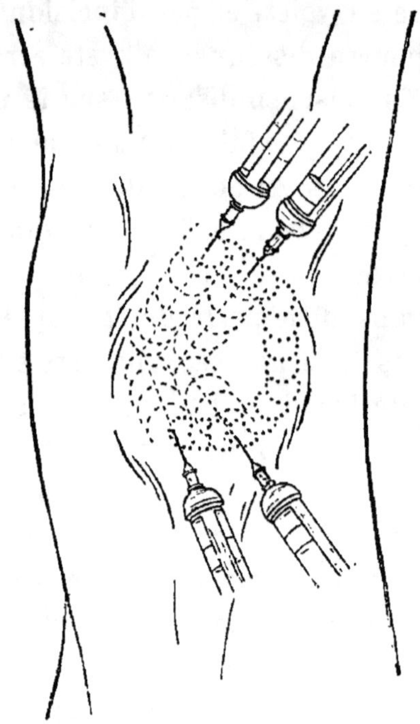

FIG. 10. — ANALGÉSIE POUR L'EXTIRPATION
D'UNE TUMEUR SOUS-CUTANÉE
(*Hygroma prérotulien.*)

Membre inférieur gauche. L'incision cutanée sur la moitié externe de la circonférence de la tumeur sera indolore grâce à la traînée

analgésique intra-dermique marquée par notre petit pointillé. Mais la dissection au-delà, pour l'énucléation de la tumeur, serait douloureuse si on ne prenait soin d'analgésier la périphérie de l'hygroma. Pour ce faire, en des points déjà analgésiés, on enfonce l'aiguille à travers la peau dans le tissu cellulaire sous-cutané qui enveloppe la tumeur : le pointillé plus large indique ici cette anesthésie périphérique qui permettra d'énucléer l'hygroma sans douleur.

Il n'a été question jusqu'ici que de bistouri et d'instrument tranchant. Pourrait-on diviser aussi les tissus analgésiés avec le thermocautère ? cer-

Fig. 11. — Suture douloureuse et suture indolore

La figure de gauche nous montre une suture indolore : l'opérateur expérimenté a pris soin de planter son aiguille chargée de son fil,

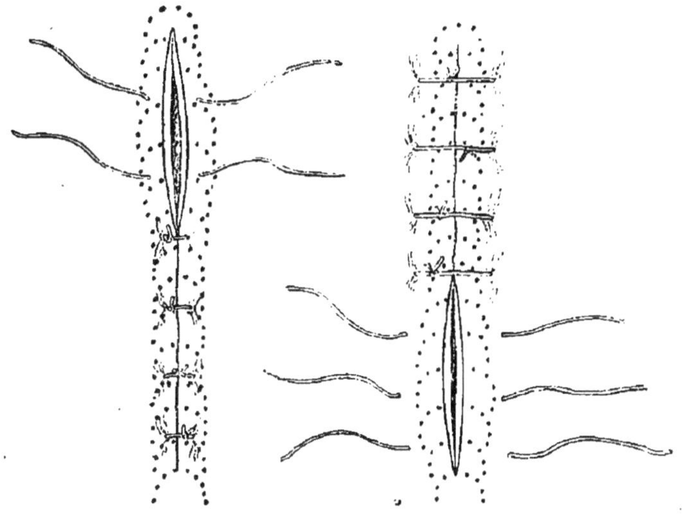

près de la lèvre de l'incision cutanée, à une distance de 4 à 6 milli-mètres tout au plus, c'est-à-dire dans la zone analgésiée marquée par un pointillé.

Au contraire, dans la figure de droite, l'opérateur novice a planté son aiguille à 1 centimètre et demi de la lèvre de l'incision, dans une zone pas ou peu analgésiée, car la cocaïne diffuse mal et la suture a été douloureuse. Cette faute, si facile à éviter, est presque la règle chez les débutants.

tains auteurs prétendent que non ; j'ose affirmer que si et je ne compte plus les opérations où les divers plans organiques ont été divisés par le plaline rougi. Il faut cependant se défier un peu de la chaleur rayonnante qui, dans les cas d'application trop prolongée, pourrait devenir intolérable pour les tissus voisins. Mais c'est vraiment rare, et dans les cas, assez exceptionnels d'ailleurs, où, pour des fistules anales, j'analgésie la région à la cocaïne, je n'ai jamais eu à me plaindre de l'emploi du thermocautère ; il a été aussi bien toléré que le bistouri.

Plusieurs auteurs des plus autorisés, et notre collègue Schwartz en particulier, préconisent l'emploi de la bande d'Esmarch dans la cocaïnisation des tissus des membres ; il y aurait deux avantages : l'analgésie serait plus rapide et plus profonde, et puis l'interruption de la circulation s'opposerait à l'absorption rapide de l'alcaloïde et à l'intoxication qui pourrait en être la conséquence. Ces deux raisons ne nous touchent pas et nous n'employons·la bande d'Esmarch que lorsque nous craignons, dans certaines opérations délicates, qu'une nappe sanguine ne vienne voiler les tissus ; nous obtenons par la méthode ordinaire une anesthésie assez massive, nous sommes assez sûrs de l'innocuité de nos solutions et de la « maniabilité » de nos doses pour ne pas demander à la bande élastique une sécurité que nous avons sans elle.

Nous devrions donner ici la technique de l'analgésie « régionale » qui consiste, on se le rappelle, à agir à distance sur les tissus nerveux dont les ramifications animent le territoire sur lequel on veut intervenir. Ces tissus mis au contact de l'alca-

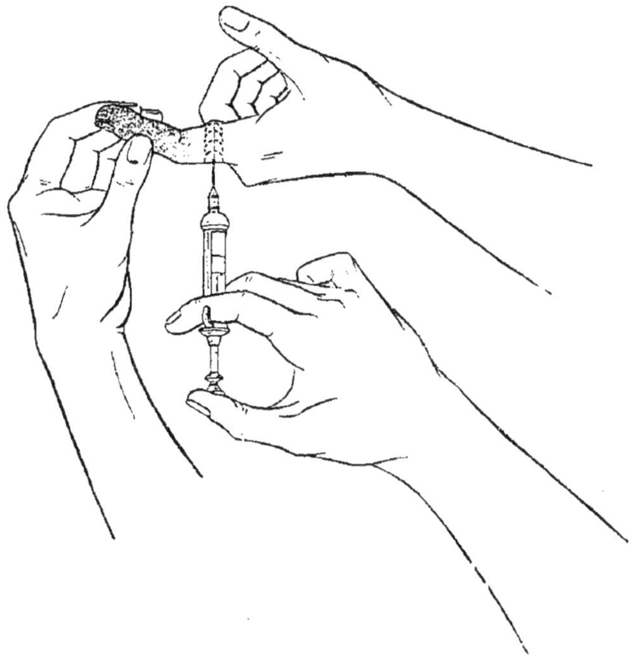

Fig. 12. — Analgésie régionale
(*Panaris.*)

On divise par la pensée la base du doigt en quatre faces : externe antérieure, interne et postérieure. On plante délibérément, d'un coup

sec, dans la peau de la face externe, l'aiguille, et on la fait pénétrer dans le tissu cellulaire sous-cutané. Puis immédiatement on pousse le piston et l'on verse les 2 centimètres cubes d'eau de la seringue, le centigramme de cocaïne dans le centimètre ou le centimètre et demi que mesure cette face externe. La peau se soulève et blanchit ; si elle reste normale, on sépare la seringue de l'aiguille laissée en place, on recharge la seringue et on verse de nouveau, sur la même face externe, une demi-seringue ou, au besoin, une seringue tout entière, et cette fois la peau se soulève et blanchit. L'injection se fera avec une extrême lenteur ; une injection rapide provoquerait des battements douloureux, d'inutiles souffrances dans le panaris.

loïde se laissent pour ainsi dire imbiber ; la cocaïne
pénètre jusqu'au cylindraxe par les étranglements

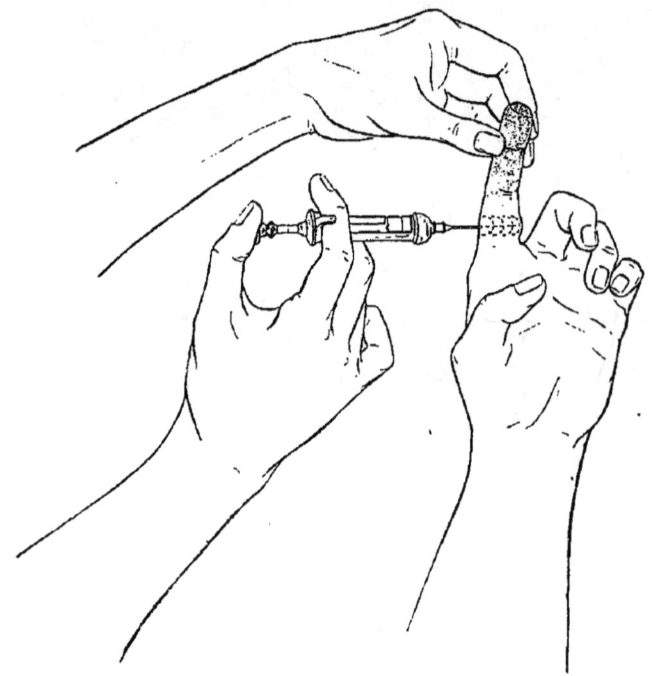

FIG. 13. — ANALGÉSIE RÉGIONALE
(*Panaris.*)

L'analgésie de la face externe pratiquée sur la figure précédente
empiète un peu sur la face antérieure que nous voulons insensibiliser

dans la présente figure ; c'est en amont du point où finit la boursouflure livide de la face externe que l'on plante de nouveau l'aiguille
pour analgésier la face antérieure. On pousse lentement, très lentement, le contenu de la seringue sous la peau dans le centimètre ou
le centimètre et demi que mesure cette face antérieure. La peau se
soulève et blanchit, et il est bien rare qu'ici une seconde injection
soit nécessaire, ce qui est au contraire fréquent dans l'analgésie du
premier quart de la circonférence du doigt. L'analgésie de la face
interne et de la face postérieure, c'est-à-dire du troisième et du
quatrième quart, s'obtiendra par des manœuvres identiques.

de Ranvier ; le nerf cesse d'être conducteur, et les vibrations douloureuses parties du champ opératoire n'arrivent plus au cerveau : la souffrance est supprimée. Malheureusement cette méthode élégante est vraiment trop limitée dans son emploi puisqu'elle n'est applicable qu'aux doigts et qu'aux orteils ; aussi le mieux sera de décrire les manœuvres particulières qu'elle exige lorsque nous traiterons de la chirurgie des orteils et des doigts ; encore devons-nous dire que l'analgésie de toutes les opérations pratiquées sur ces organes peut être menée à bien par notre méthode ordinaire, et, en définitive, c'est surtout le panaris et l'ongle incarné qui bénéficient de l'insensibilisation à distance.

En résumé, l'opéré sera dans le décubitus horizontal, et, l'opération faite, ne marchera qu'après avoir mangé ; la solution sera stérilisée à l'autoclave elle sera d'un demi pour cent ; la dose totale d'alcaloïde injectée n'atteindra pas 20 centigrammes : les injections, traçantes et continues, seront poussées d'abord dans la peau ou les muqueuses, puis dans chaque couche sous-jacente, dans chaque plan anatomique qui sera donc analgésié séparément et pour son propre compte ; les instruments bistouri, aiguilles, thermocautère, ne devront dépasser jamais les limites de la zone insensibilisée.

CHAPITRE V

TECHNIQUE DE L'ANALGÉSIE
DANS CHACUNE DES PRINCIPALES OPÉRATIONS

Les règles générales que nous venons d'établir pourraient à la rigueur suffire et les praticiens, un peu expérimentés, sauraient les appliquer à chaque cas particulier. Nous avons cependant assisté à des tâtonnements si étranges, nous avons vu commettre de telles erreurs qu'il nous paraît utile de décrire avec quelques détails les types principaux de nos analgésies dans les interventions simples et complexes. Évidemment j'aurai en vue *mon* seul manuel opératoire qui diffère par quelques points du manuel de mon lecteur. Qu'il y prenne garde et qu'il sache faire plier mes manœuvres à son usage et les modifier selon les exigences de ses procédés personnels.

Une nomenclature des interventions que nous allons étudier serait aride et rappellerait la table d'un manuel de médecine opératoire. Aussi une classification est nécessaire : nous établirons la nôtre sans grande logique et d'une façon bien arbitraire. Nous verrons d'abord les analgésies les plus simples, celles qui ne nécessitent guère qu'une incision de la peau, l'extirpation des petites tumeurs cutanées ou sous-cutanées, verrues, cors, kystes sébacés, angiomes, lipomes, fibromes, hygromas, cancroïdes. Puis les ténorrhaphies, les ligatures d'artères, les sutures des tendons, les extirpations d'anévrismes superficiels ou d'un segment de veine variqueuse.

Nous élevant de quelques degrés nous arriverons à des interventions plus complexes, telles qu'on les pratique pour les ongles incarnés, les exostoses sous-unguéales, les orteils en marteau, les ablations de phalanges aux doigts et aux orteils, de métacarpiens et de métatarsiens, les extirpations de cancers limités de la langue, des tumeurs du maxillaire, les incisions du bec-de-lièvre, la trachéotomie, et nous aurons un petit chapitre spécial pour les extractions de dents.

Nous décrirons les opérations plus difficiles et plus délicates : la cure de la varicocèle, de l'hydrocèle, la castration, la circoncision, l'amputation de la verge, l'urétrotomie interne, l'urétrotomie externe. Puis la cure radicale des hernies, la gastrostomie, l'entérostomie, la colostomie, l'extirpation de l'appendice, la dilatation anale, l'ablation des bourrelets hémorroïdaires, l'arthrotomie, la suture de la rotule. Enfin nous énumérerons certaines interventions qui d'habitude ne sont pas du domaine de l'analgésie localisée, mais pour lesquelles la contre-indication formelle du chloroforme devient l'indication de la cocaïne : la laparotomie pour kystes de l'ovaire, certaines amputations de la jambe, de l'avant-bras et du bras. Je terminerai par l'étude de la technique un peu spéciale de l'analgésie dans les tissus enflammés : phlegmons circonscrits ou diffus, adénites, abcès sous-cutanés ou même viscéraux, collections purulentes hépatiques et péri-appendiculaires, infiltration d'urine, panaris.

PREMIER GROUPE

OPÉRATIONS SUR LA PEAU ET LE TISSU CELLULAIRE

Extirpation des tumeurs cutanées et sous-cutanées : verrues, tannes, condylomes, cancroïdes, kytes sébacés petits et grands ; kystes dermoïdes, lipomes, fibromes, angiomes, sarcomes, hygromas, tumeurs de la parotide.

Rien n'est plus simple que l'extirpation de ces petites tumeurs nées des papilles du derme, des glandes sudoripares et sébacées ou dépendantes des vaisseaux sanguins et lymphatiques de la peau, les *verrues*, les *tannes*, les *nævus*, les *cors*, les *œils-de-perdrix*, les *condylomes*, les *petits cancroïdes*, toutes productions à implantation superficielle. Il suffit d'enfoncer l'aiguille de la seringue à une certaine distance de la tumeur, puis de la diriger lentement sous elle, dans l'épaisseur du derme et de

FIG. 14. — Analgésie dermique pour l'extirpation
d'une verrue

On enfonce, d'un coup sec, dans l'épaisseur du derme, à quelque
distance de la petite tumeur, l'aiguille que l'on fait cheminer très

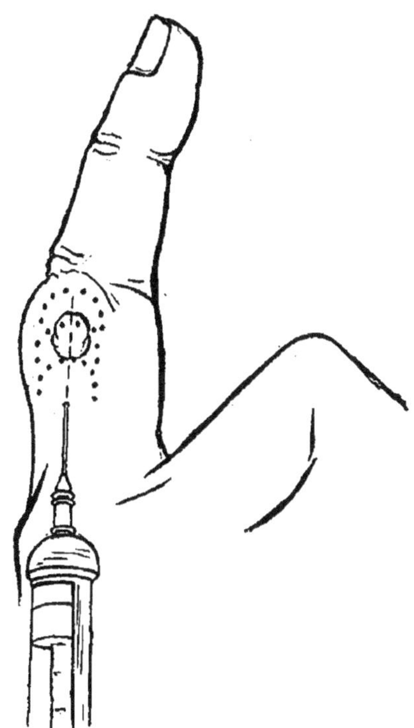

lentement et en poussant avec énergie le piston ; il se forme une
plaque analgésique en saillie sur la peau et qui déborde de tous côtés
la verrue. Rien n'est alors plus facile que de circonscrire la verrue
de la pointe du bistouri et de l'extirper sans douleur ; la plaque insensibilisée doit être assez large pour qu'on puisse, lors de la suture
passer l'aiguille en tissus analgésiés.

pousser le contenu de la seringue avec une pression suffisante pour que le liquide s'étale en une

large plaque blanche qui dépasse de un demi-centimètre la base du néoplasme à extirper. On circonscrit alors la tumeur de la pointe du bistouri,
assez profondément, jusqu'au tissu cellulaire sous-
cutané, pour enlever « la racine ». Un ou deux
points de suture rapprocheront les lèvres de la
plaie.

C'est pour que ces points soient indolores qu'il
faut élargir la plaque analgésique en poussant avec
énergie le piston, tout en faisant progresser très
lentement l'aiguille dans la trame du derme. Mais
parfois la base d'implantation de la tumeur est trop
étendue pour qu'une seule traînée de cocaïne suf-
fise ; rien n'est alors plus facile que de faire une
première injection traçante dans l'axe de la tumeur,
puis d'en faire une seconde et une troisième à
droite et à gauche de la première, en partant toujours de la première, en plein tissu analgésié, afin
qu'une seule piqûre soit perçue par le patient.
Nous n'insistons pas : nos collègues les moins
rompus aux manœuvres de l'analgésie locale savent au moins pratiquer ces minuscules interventions.

Passons maintenant à des tumeurs de la peau
plus volumineuses, à ces *loupes* fréquentes, surtout
au cuir chevelu et à la face, et dont l'extirpation est
un jeu sous l'analgésie cocaïnique. Après avoir rasé
la région s'il en est besoin, on jalonne de l'œil la
ligne d'injection projetée qui devra déborder d'un

centimètre ou de deux centimètres la base de la
tumeur; si les tissus sont sains, si la peau n'est pas
trop amincie, si le kyste sébacé est petit, on fera
passer cette ligne par le point culminant de la

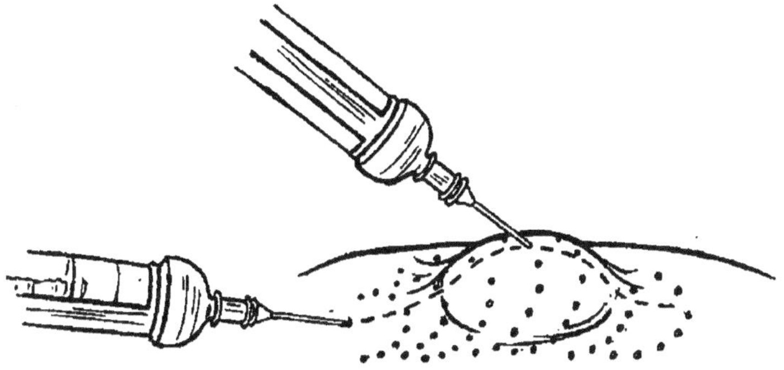

Fig. 15. — ANALGÉSIE POUR L'EXTIRPATION D'UNE LOUPE
DE PETIT VOLUME

Notre figure montre un kyste sébacé de petit volume. Il suffit, dans
ce cas, de faire pénétrer la première aiguille à quelque distance de
la tumeur; elle doit cheminer lentement dans l'épaisseur du derme
pendant qu'on presse sur le piston avec énergie; il se fait ainsi une
plaque analgésique large qui déborde la loupe dans tous les sens
ainsi qu'on le voit sur la figure où le pointillé dépasse les bords de
la tumeur. Il ne reste plus qu'à inciser la peau dans l'axe de la
loupe et à l'énucléer.

tumeur qu'elle divisera pour ainsi dire en deux
parties égales. Une ou deux injections sont en général suffisantes et ceci à quelque importance, car
les loupes sont souvent multiples et en les enlevant toutes en une seule séance, il ne faudrait pas
atteindre une dose trop élevée de cocaïne.

Il m'est arrivé d'enlever, sur la même personne
et dans une même séance, neuf kystes sébacés,

dont quatre du cuir chevelu, et j'ai atteint, sans provoquer de troubles, 17 centigrammes d'alcaloïde ; or, une seule loupe, vaste poche enflammée du cuir chevelu, avait nécessité le contenu de cinq seringues de Pravaz. Dans plusieurs circonstances, j'ai employé des doses aussi considérables pour des foyers disséminés, et l'organisme les a supportées facilement. Il est vrai que les opérations étant successives, les analgésies sont aussi successives, et la cocaïne des premières interventions s'élimine sans doute lorsque celle des dernières commence à être absorbée.

Revenons à l'extirpation de la tumeur ; la traînée analgésique est faite : on prend le bistouri et l'on incise largement la peau d'une extrémité à l'autre de la ligne cocaïnisée ; on essaie de ne pas ouvrir le kyste parce que son contenu, souvent septique, pourrait infecter la plaie ; on dissèque, ou, lorsqu'il n'y a pas eu de poussées inflammatoires, on décolle la poche et on l'extirpe. Il ne reste plus qu'à mettre un, deux, trois points de suture ou plus, si la loupe était très volumineuse.

Si elle l'était, si la peau en était amincie, excédante et trop large pour la perte de substance qu'elle devra recouvrir, ou prête à se mortifier, ou déjà ulcérée, la traînée analgésique, efficace pour rendre indolore l'incision des téguments, ne suffirait pas alors à insensibiliser le pourtour et la base de la tumeur, et le patient percevrait une souffrance plus ou moins vive lorsqu'on sépare le kyste de ses adhérences aux tissus profonds.

Aussi, pour ces gros kystes, faut-il modifier la technique : ce n'est plus une traînée, mais deux qui sont nécessaires. On commence l'injection comme tout à l'heure, puis on bifurque pour ainsi dire, on divise la traînée en deux lignes secondaires qui se séparent en circonscrivant le sommet de la tumeur, et se rejoignent pour terminer comme on avait commencé, en une traînée unique. Ce n'est pas tout : il faut, à l'une des deux extrémités, enfoncer, sous le kyste, l'aiguille de façon à faire une injection sous la poche et anesthésier ainsi le petit pédicule vasculaire qui aborde la face profonde du kyste. Ces précautions seront suffisantes et l'extirpation de ces loupes sera plus délicate mais devra se faire, sans douleur.

Les *kystes dermoïdes* de la face, du cou, de la région sacro-coccygienne, du prépuce et du raphé scrotal, les *angiomes* à la fois cutanés et sous-cutanés, les *lipomes*, certains *fibromes* et certains *sarcomes superficiels* s'enlèvent comme les loupes simples et les loupes enflammées ; tantôt une traînée analgésique dans l'épaisseur du derme, suivant le grand diamètre de la tumeur, suffira ; tantôt une double traînée losangique ou circonférentielle, circonscrivant la partie qu'on veut exciser, deviendra nécessaire, et il faudra même y ajouter parfois des injections sous-cutanées. Mais les figures précédentes nous ont appris à pratiquer ces diverses sortes de traînées analgésiques, et nous n'avons pas à y revenir.

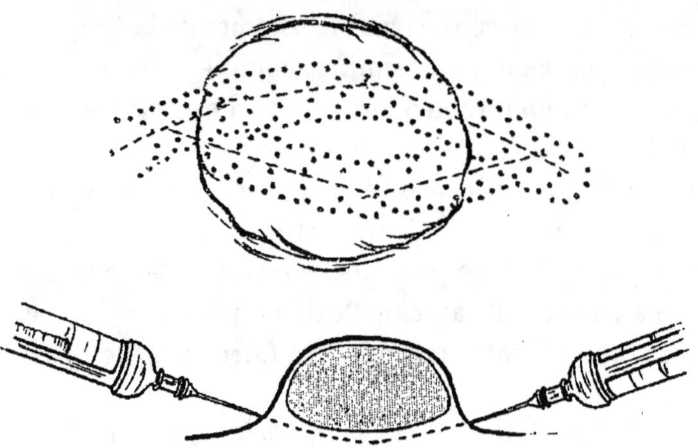

FIG. 16 et 17. — ANALGÉSIE POUR L'EXTIRPATION D'UNE LOUPE VOLUMINEUSE

L'analgésie est alors plus compliquée que dans la figure précédente : à quelque distance du kyste, on plante, dans la peau, l'aiguille que l'on fait cheminer dans l'épaisseur du derme ; la traînée, unique jusqu'à la périphérie de la tumeur, bifurque, sur la tumeur elle-même, en deux traînées qui circonscrivent, au centre de la loupe, un espace losangique, puis qui se rejoignent à la périphérie. Le bistouri incise suivant les traînées et l'on dégage la loupe qui entraîne avec elle le losange de peau séparée.

Si les tissus sont enflammés, le dégagement de la loupe, adhérente aux tissus sous-jacents, serait douloureux si l'on se contentait de l'analgésie superficielle ; la figure 17 montre comment l'aiguille passe au-dessous de la tumeur pour déposer une traînée analgésique.

Il est cependant une petite manœuvre qu'il faut connaître et qui rend de grands services dans l'ablation des tumeurs sous-cutanées un peu volumineuses où la peau n'est pas altérée et où une

dissection assez étendue doit se faire sous les téguments, nous voulons parler de certains lipomes,

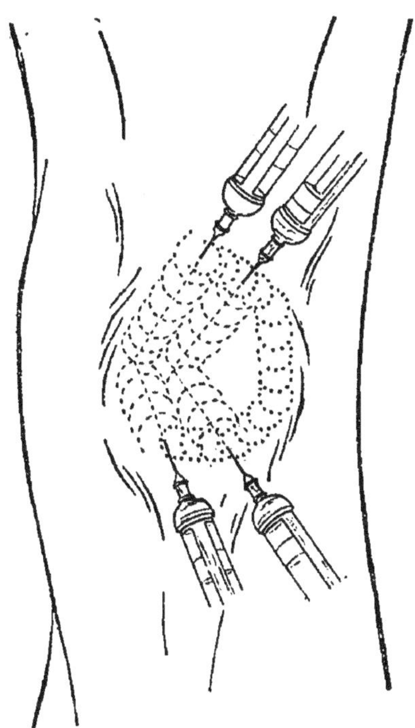

Fig. 18. — Analgésie pour l'extirpation
d'une tumeur sous-cutanée
(*Hygroma prérotulien.*)

Membre inférieur gauche. L'incision cutanée sur la moitié externe
de la circonférence de la tumeur sera indolore grâce à la traînée

analgésique intra-dermique marquée par notre petit pointillé. Mais
la dissection au delà, pour l'énucléation de la tumeur, serait douloureuse si on ne prenait soin d'analgésier la périphérie de l'hygroma.
Pour ce faire, en des points déjà analgésiés, on enfonce l'aiguille à
travers la peau dans le tissu cellulaire sous-cutané qui enveloppe la
tumeur; le pointillé plus large indique ici cette anesthésie périphérique qui permettra d'énucléer l'hygroma sans douleur.

de certains angiomes, de sarcomes et d'hygromas. Pour aborder et détacher la tumeur, il faut une large ouverture de la peau; et nous préconisons alors l'incision en volet qui donne un très grand jour. On fait donc une traînée analgésique demi-circulaire dans la peau de la moitié droite, gauche, supérieure ou inférieure de la tumeur, et c'est sur elle que portera l'incision ; et c'est par cette brèche que l'on énucléera le néoplasme. Mais celui-ci a des adhérences superficielles avec les téguments, profondes avec les aponévroses, et leur dissection serait douloureuse : aussi faut-il planter en divers points de la première traînée analgésique une longue aiguille qui portera sur tout le pourtour de la tumeur, entre elle et la peau et les aponévroses, une quantité suffisante de solution analgésique. La figure 18 nous montre, mieux qu'une plus longue description, comment on pratique cette analgésie périphérique.

On peut s'attaquer même aux *tumeurs de la parotide*, bien qu'elles siègent dans une région délicate, confluent véritable de nerfs et de vaisseaux importants. Nous avons eu recours cinq ou six fois à l'extirpation de ces tumeurs sous la cocaïne, et cela avec un plein succès. La technique est la suivante : traînée analgésique dessinant un volet à convexité postérieure et dont le sommet passe au devant de l'oreille pour que la cicatrice s'en dissimule plus tard dans le sillon naturel qui existe en ce point. On dissèque prudemment ce volet cutané et, sans échappée du bistouri qui pourrait léser le nerf facial, on saisit la tumeur avec une pince et on la détache à petits coups des tractus qui la retiennent, s'il n'existe pas un plan de clivage pour permettre au doigt de la séparer du tissu de la glande. Mais bientôt cette dissection profonde menace de devenir douloureuse ; il faut pousser sur le pourtour du néoplasme et au-dessous de lui une nouvelle injection ; on peut alors, sans souffrance pour l'opéré, enlever la masse morbide.

Nous n'érigeons pas en règle générale l'analgésie cocaïnique pour l'extirpation de ces tumeurs de la parotide; pour peu qu'elles soient volumineuses et adhérentes, les difficultés seraient grandes ; la région est très vasculaire dans la profondeur où se trouve la carotide interne, puis il faut chercher et ménager le nerf facial dont la section est loin d'être indifférente ; cette dissection minutieuse réclame une immobilité absolue que pourrait troubler un coup de bistouri en tissu mal anesthésié. D'habitude, donc, et sauf pour les tumeurs petites, mobiles, encapsulées, nous conseillons le chloroforme, à moins que quelques considérations spéciales, faiblesse extrême, grande vieillesse, emphysème, bronchite, maladie de cœur, ne viennent en contre-indiquer l'emploi.

Nous avons placé les *angiomes* dans cette caté-

gorie. Il est évident qu'en faisant l'injection, surtout s'il s'agit de la variété artérielle où la circulation est active, on prendra soin de ne pas lancer
la cocaïne dans les vaisseaux où l'absorption immédiate pourrait provoquer des phénomènes d'intoxication. Mais ce danger est moins à redouter qu'on
ne croit, parce que la traînée analgésiante doit se
faire en dehors de la tumeur, et l'on sait que cette
zone périphérique est, dans les angiomes circonscrits, aussi peu irriguée que le derme normal et
que le tissu cellulaire.

GROUPE II

OPÉRATIONS SUR LES DOIGTS, LES ORTEILS, LES MÉTACARPIENS ET LES MÉTATARSIENS

Ongles incarnés, exostose sous-unguéale. Orteil en marteau. Amputation de la troisième et de la deuxième phalange. Hallux valgus.
Résection totale ou partielle d'un métacarpien ou d'un métatarsien.

Dans notre deuxième groupe, aussi arbitraire
d'ailleurs que le premier, nous classerons d'abord
toute la chirurgie des doigts et des orteils et pour
elle nous recourons à l'anesthésie régionale qui,
non seulement le dispute à la méthode ordinaire,
mais encore nous paraît l'emporter sur elle. Toutes
les fois que l'acte opératoire, incision ou excision,
portera sous un des points quelconques de la troisième, de la deuxième, et de la partie inférieure de
la première phalange, ongle, peau, tendon, os,

jointure, on analgésiera le doigt ou l'orteil tout

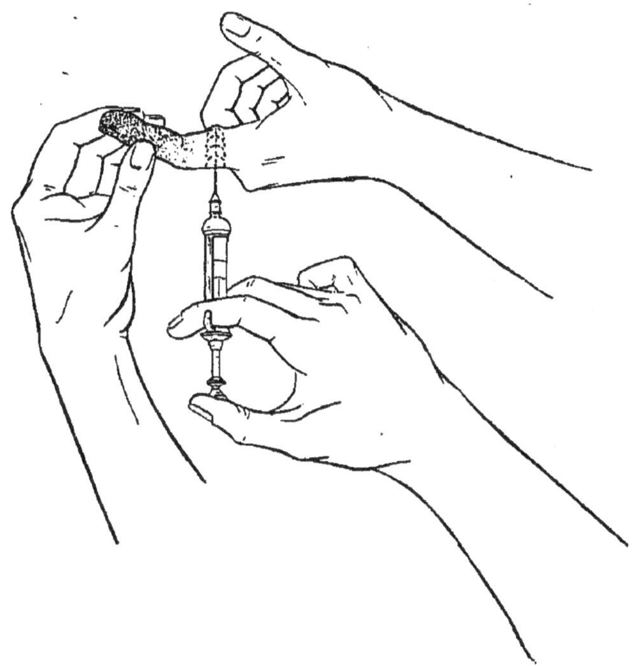

Fig. 19. — Analgésie régionale pour les opérations sur la phalangette, la phalangine et la moitié inférieure de la phalange

Pour rendre le doigt insensible et permettre de pratiquer sans douleur toutes les opérations, on enfonce l'aiguille d'un coup sec à travers la peau dans le tissu cellulaire sous-cutané et l'on dépose, à la base du doigt, une traînée circonférentielle de cocaïne qui constituera une sorte de « bague analgésique ». Cette figure nous montre comment l'aiguille dépose la cocaïne entre « cuir et chair » dans le premier quart de la circonférence de la base du doigt.

entier par les injections circonférentielles à sa base. Le traitement du panaris devrait donc trouver ici sa place. Ce serait logique, mais nous préférons en

rejeter la description au moment où nous traiterons de l'analgésie des tissus enflammés.

La technique de l'analgésie des doigts et des
orteils est très simple et nous l'avons exposée déjà
dans un chapitre précédent. On plante délibérément
et d'un coup sec, l'aiguille à la base de l'orteil et du
doigt et l'on pousse la solution dans le tissu cellulaire sous-cutané ; ces deux premiers centimètres
cubes de liquide sont versés presque sur place : l'aiguille qui les injecte parcourt à peine un quart de
la circonférence du doigt. Le mieux même est, de
séparer de l'aiguille qui reste sous la peau, la seringue vide que l'on remplit, que l'on adapte de nouveau à l'aiguille et dont on vide à nouveau le contenu
qui distend les tissus ; le derme blanchit et c'est là,
dans ce tissu devenu indolore qu'on plantera l'aiguille pour anesthésier le deuxième quart de la
circonférence du doigt. Une ou deux seringues y
seront injectées comme dans le premier quart. Puis
on en agira de même pour le troisième et le quatrième quart.

Ce n'est donc pas le contenu de quatre seringues,
mais de cinq ou six que nous injectons pour analgésier un doigt. Il faut que le liquide soit, pour
ainsi dire sous pression, et soulève la peau blanchie
et tendue. L'analgésie est alors très rapide ; le
doigt est absolument insensible et l'on peut y pratiquer l'opération que l'on veut. Nous proscrivons,
bien entendu, l'application d'un lien constricteur

élastique à la base du doigt ainsi que Oberst le

Fig. 20. — Analgésie régionale pour les opérations sur la phalangette, la phalangine et la moitié inférieure de la phalange

La figure précédente nous montre comment l'aiguille a déposé la cocaïne dans le premier quart de la circonférence de la base du doigt;

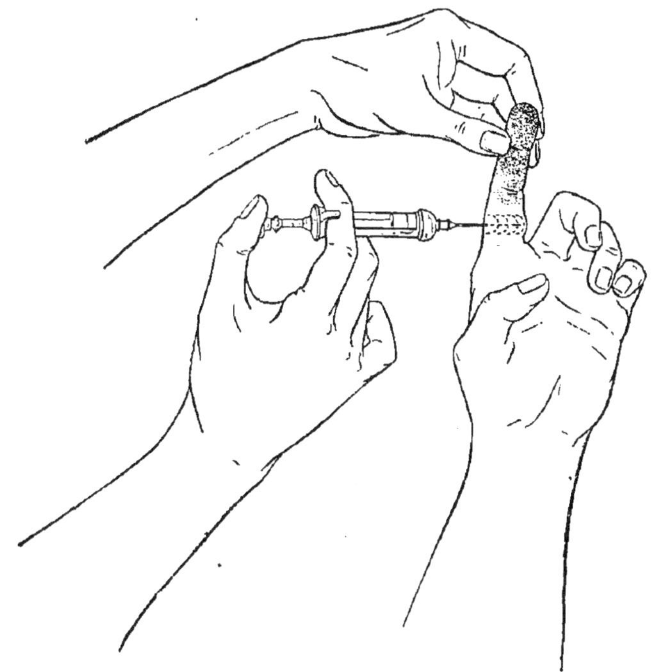

cette figure nous montre l'insensibilisation du deuxième quart — ici la face antérieure de l'index. — Il en serait de même pour le troisième quart et pour le quatrième quart, et c'est ainsi qu'est constituée « la bague analgésique » qui livre à l'opérateur un doigt insensible.

conseille. Ce lien est inutile et douloureux et notre méthode plus simple donne de meilleurs résultats.

S'il s'agit d'un *ongle incarné*, l'opération est aussi

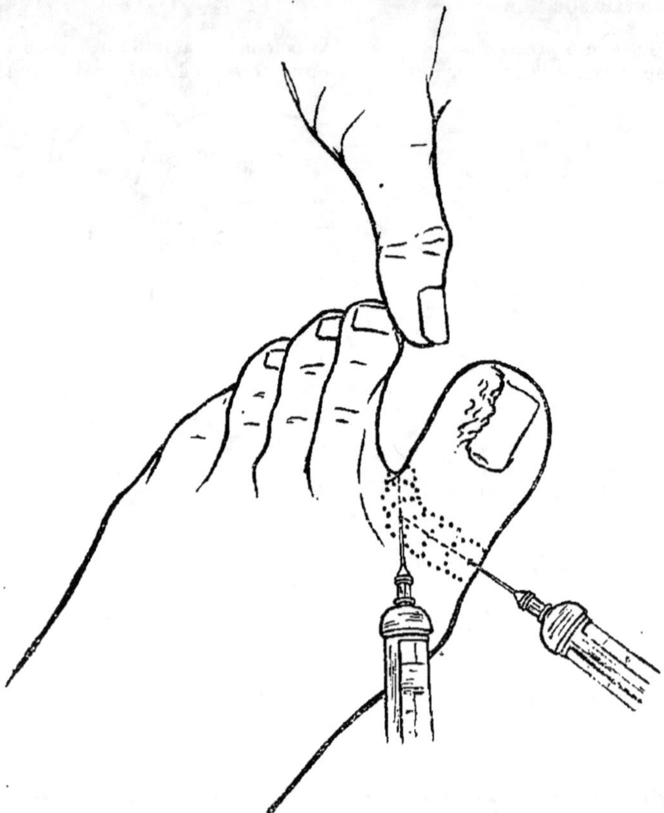

Le bord unguéal externe est recouvert par des bourgeons charnus.
A la base du gros orteil commence à se dessiner la « bague analgésique ». Une première seringue, à droite, a déjà analgésié la face
antérieure par une injection sous-cutanée ; une seconde seringue, à
gauche, est enfoncée sous la peau, en un point déjà insensible ; elle
commence la traînée analgésique de la face externe. Le doigt d'un
aide écarte le second orteil pour permettre à l'œil d'explorer cette
face externe ; une troisième et une quatrième piqûres analgésieront
la face postérieure et la face interne. Cette analgésie « régionale »
suffirait tout aussi bien pour l'ablation d'une exostose sous-unguéale,
la désarticulation de la phalangette, l'exérèse d'un mal perforant sous
la phalangette.

indolore qu'on choisisse le procédé le plus simple
ou le plus compliqué, l'arrachement de l'ongle ou la
destruction de sa matrice, la dissection, le glissement et la suture d'un lambeau comme le pratique
Quénu. On peut même brûler les bourgeons charnus exubérant au thermocautère, sans que le
patient éprouve la moindre douleur. L'extirpation
d'une *exostose sous-unguéale* se fera avec la même
facilité ; aussi l'ablation d'un *enchondrome*, avec évidement de la base d'implantation sur la phalange,
la résection que nécessite le redressement de *l'orteil en marteau*, *l'amputation* de la *troisième*, de la
deuxième et de la *partie inférieure de la première
phalange*, toutes ces interventions se font sans
douleur et facilement sous l'analgésie régionale.

Mais lorsque les incisions doivent porter plus
haut, à la racine du doigt ou de l'orteil, par
exemple lorsqu'on veut désarticuler cet orteil ou
ce doigt, la méthode régionale cesse d'être applicable et l'on doit revenir à nos pratiques ordinaires.
On commencera par dessiner d'une traînée analgésique la raquette à queue dorsale que la médecine
opératoire classique nous enseigne ; puis lorsque
l'aiguille a ainsi parcouru les tissus que le bistouri
séparera, on injecte sous la peau, puis dans la
jointure, puis au-dessus de la jointure, tout autour
de la tête du métatarsien correspondant plusieurs
centimètres cubes de solution. Cette injection doit

être abondante et systématique ; tous les points, où l'instrument tranchant pourra être porté, seront baignés de liquide analgésique.

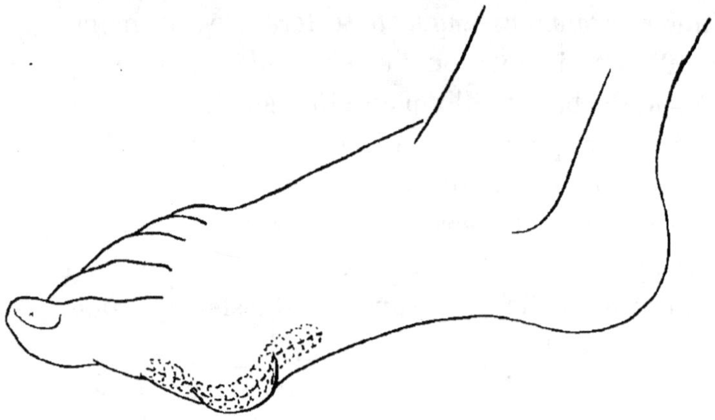

Fig. 22. — Analgésie pour l'opération de l'hallux valgus

La figure nous montre la saillie que forme, au niveau de l'articu'ation métatarso-phalangienne, l'hygroma d'une part, et d'autre part le déplacement de la tête du métatarsien. Un pointillé montre le trajet de l'injection intra-dermique et de la future incision qui, mettant la bourse séreuse et l'os à nu, permettra de les extirper.

Technique à peu près semblable pour l'opération de l'*hallux valgus* dont le manuel est modifié selon la méthode que l'on emploie ; mais tous les procédés, en définitive, équivalent à la *résection* de la tête du premier métatarsien, de façon à réduire la luxation pathologique où le gros orteil fait avec le métatarsien un angle qui saille d'autant plus en dedans qu'il se double d'un hygroma développé dans la bourse séreuse de la région.

L'opération est simple : traînée analgésique antéro-postérieure longue de 8 centimètres, et qui

Fig. 23. — Analgésie pour l'opération de l'hallux valgus

Dans cette seconde figure, la peau insensibilisée par l'injection intra-dermique a permis l'excision de la bourse séreuse, et l'on est

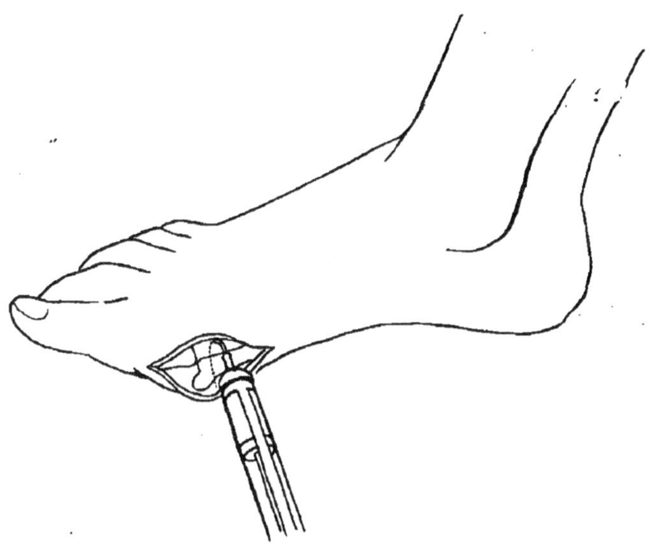

maintenant sur l'articulation métatarso-phalangienne mise à nu. On voit nettement la luxation incomplète et la saillie en dedans de la tête du métatarsien. L'aiguille, courbe ou droite à volonté, dépose autour de l'os une traînée analgésique qui, aidée d'une injection sous le périoste, entre le périoste et l'os, permettra de sectionner sans douleur, d'un coup de pince coupante, la portion exubérante de la tête du métatarsien.

passe par le point le plus saillant de la déforma-tion; incision de la peau, mise à nu de l'hygroma; injection de cocaïne autour de cet hygroma, puis, sur la tête du métatarsien, sous le périoste, entre lui et l'os; extirpation de l'hygroma, coup de cisaille sur la tête déviée et débordante du métatarsien; le gros orteil se réduit; suture profonde du périoste et du tissu fibreux péri-articulaire, suture superficielle des téguments et pansement compressif. Je ne saurais trop recommander cette intervention.

La *désarticulation d'un doigt avec le métacarpien correspondant*, celle d'un *orteil avec son métatarsien* est une opération plus compliquée, mais que l'on pratique aussi sous l'analgésie cocaïnique. La première partie de l'intervention, l'analgésie de la peau, rappelle point par point l'amputation du doigt ou de l'orteil; mais comme on n'a pas à ouvrir la jointure métacarpo ou métatarso-phalangienne, il est inutile de pousser une injection cocaïnique dans la synoviale. Puis la queue de la raquette primitive sera allongée démesurément et devra remonter sur le dos de la main ou du pied jusqu'au carpe ou au tarse, le long de la saillie du métacarpien ou du métatarsien. La peau coupée, il faudra, en dehors et en dedans de l'os, faire, au ras du périoste, sous le périoste si on croit pouvoir détacher l'os de sa gaine, une injection de cocaïne « abondante et systématique », pour anesthésier la région profonde, ainsi que dans la jointure carpo-métacarpienne, ou tarso-métatarsienne, pour rendre la désarticulation indolore. Cette intervention

FIG. 24. — ANALGÉSIE POUR LA DÉSARTICULATION
D'UN MÉTACARPIEN

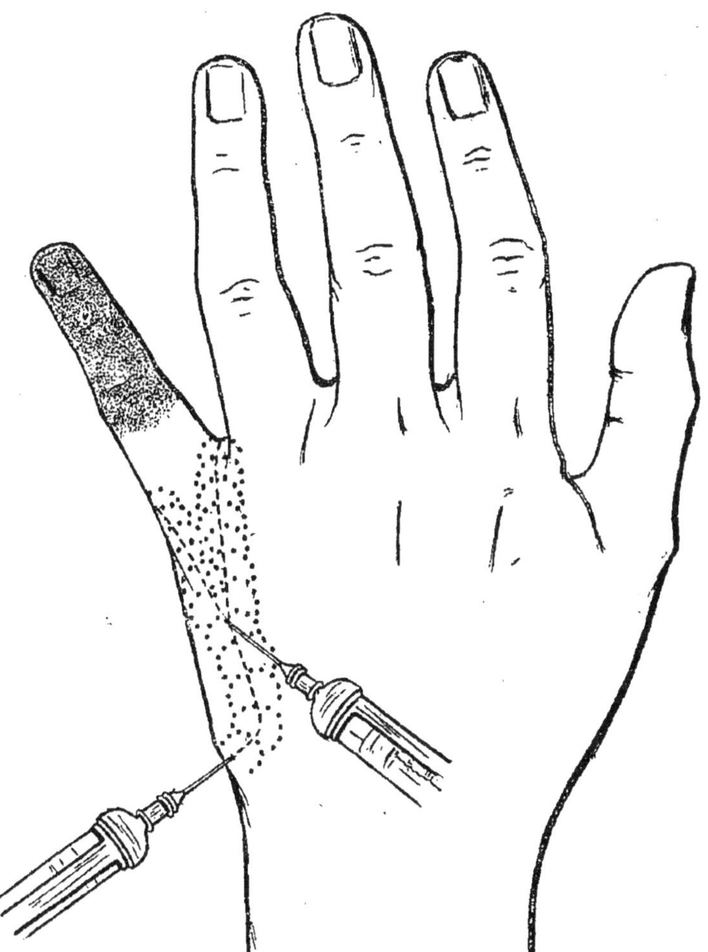

Il s'agit ici d'enlever le 5e métacarpien, et nous voyons les aiguilles
déposant dans la peau la traînée analgésique en forme de raquette
à queue très allongée. Grâce à elle, l'incision des téguments se fera
sans douleur; mais il reste à insensibiliser les tissus profonds.

Fɪɢ. 25. — Aɴᴀʟɢᴇ́sɪᴇ ᴘᴏᴜʀ ʟᴀ ʀᴇ́sᴇᴄᴛɪᴏɴ ᴅ'ᴜɴ ᴍᴇ́ᴛᴀᴄᴀʀᴘɪᴇɴ

La figure précédente a montré l'insensibilisation de la peau; ici
cette peau est incisée et les lèvres en sorte écartées. On voit, au

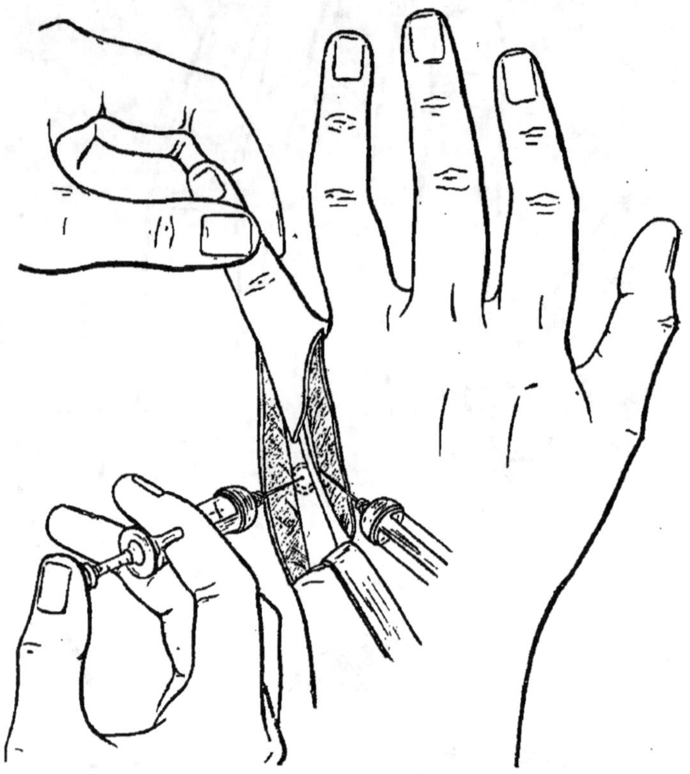

centre du foyer opératoire, l'os, puis un peu à droite le tendon; l'aiguille de droite pousse une injection sur la droite de la partie antérieure de l'os, et cela de bas en haut, dans toute l'étendue du foyer
opératoire; une traînée de cocaïne semblable sera faite parallèlement
le long du bord interne de l'os; enfin, la seringue de gauche, tenue,
ici, par une main, insensibilise l'os en poussant une injection entre
l'os et le périoste, manœuvre qu'il ne faut pas oublier lorsqu'on veut
pratiquer une ablation sous-périostée.

est délicate et présentait des difficultés que je n'é-
prouve plus maintenant que la solution à 1/2 p. 100
met à la disposition de l'opérateur une masse
énorme de substance analgésiante.

GROUPE III

OPÉRATIONS SUR LES VAISSEAUX ET SUR LES TENDONS

Ligature des artères. Suture des veines, extirpation de segments
variqueux. Extirpation des anévrismes artériels et artério-veineux.
Section des tendons, section des aponévroses; du sterno-cléido-
mastoïdien. Suture des tendons.

Rien n'est plus facile que la *ligature d'une artère*
sous l'anesthésie locale, à condition que le vaisseau
ne soit pas trop profondément situé, bien qu'on
puisse faire à la cocaïne — mais nous ne le conseillerions pas — la ligature de l'iliaque et de la lin-
guale. En tout cas, l'analgésie localisée nous paraît
la méthode de choix pour la *pédieuse*, la *tibiale postérieure* en bas, la *fémorale au pli de l'aine*, la *radiale*,
la *cubitale* et l'*humérale*, la *faciale* et la *temporale*,
la *carotide primitive*.

Le manuel est simple : selon la ligne indiquée
dans nos traités, et sur une étendue de 5 à 12 centimètres, on fera une injection traçante dans
l'épaisseur du derme ; la peau sectionnée, et tout en
suivant les points de repère, on arrivera sur l'aponévrose que l'on incisera après l'avoir insensibilisée par une injection nouvelle. L'artère est à

découvert : au niveau du point que doit étreindre le fil, on injecte sur les bords du vaisseau, à fleur de gaine pour ainsi dire, une petite quantité d'alcaloïde, et l'on procède à la dénudation. C'est vraiment si simple qu'il nous paraît inutile d'insister. On sait combien ces interventions sont devenues rares, et nous n'avons encore eu à lier, avec l'aide de la cocaïne, que la tibiale postérieure, la radiale, la cubitale, l'humérale et la carotide primitive pour une communication entre la carotide interne et le sinus caverneux.

Même technique pour la *ligature des veines*; elle est devenue très rare; on y a recours parfois, au membre inférieur, pour suppléer aux valvules insuffisantes, en interrompant la pression de la colonne sanguine, non soutenue, qui pèse sur les dernières ramifications vasculaires. Lorsque « la manœuvre de Trendelenburg » vient démontrer cette insuffisance valvulaire, la ligature de la veine est indiquée. Mais on pratique de préférence l'*excision d'un segment* de la grande saphène. Pour cela, on fait une injection intra-dermique le long de la saphène interne que trahissent une coloration brunâtre ou bleuâtre de la peau, un léger relief ou même des bosselures; la traînée analgésique mesure de 10 à 12 centimètres. On incise la peau et l'on arrive sur la veine, dont l'isolement se fait sans injections nouvelles; si cependant, ce que nous n'avons jamais observé, le patient éprouvait quelques souf-

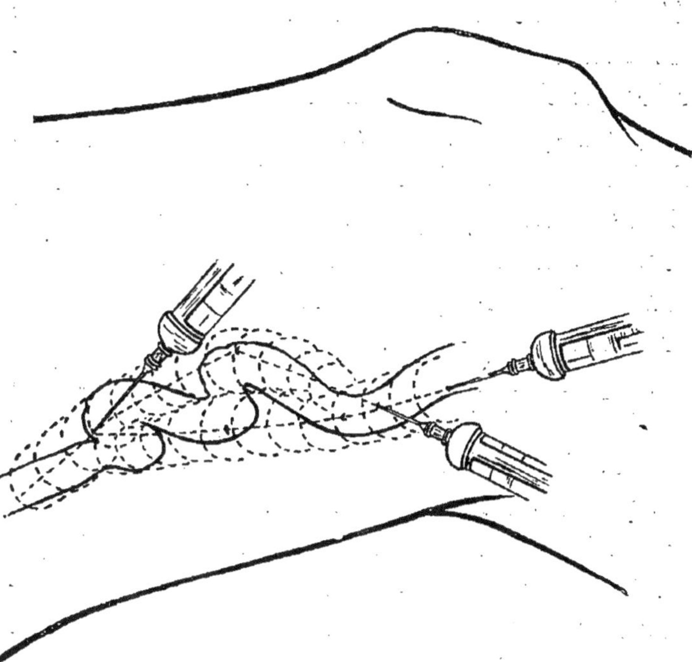

Fig. 26. — ANALGÉSIE POUR L'EXCISION D'UN SEGMENT
DE VEINE VARIQUEUSE

La figure montre la face interne de la partie inférieure de la cuisse
et de la partie supérieure de la jambe; dilatation variqueuse de la
saphène interne. Les aiguilles ont déposé, en allant de droite à
gauche, d'abord une traînée unique, puis deux traînées cocaïniques
juxtaposées de façon à recouvrir d'une zone insensible les dilata-
tions ampullaires de la veine; on pourra ainsi exciser facilement, en
même temps que le vaisseau malade, un lambeau de peau en forme
de fuseau ou de losange dont l'ablation rétrécira d'autant les téguments. (Procédé de Schwartz.)

frances, une injection pourrait être faite légèrement sous la veine. Il arrive d'ouvrir quelques col-

latérales que l'on lie si elles menacent de donner du sang. Lorsqu'il existe de la péri-phlébite, la dissection est assez délicate. Mais le mieux est de saisir une des extrémités du vaisseau sectionné et de tirer à soi avec quelque énergie ; la veine se détache et l'on n'a qu'à couper à droite et à gauche les tractus fibreux qui résisteraient ou les collatérales qui s'opposeraient à l'extirpation.

Il y a quelquefois avantage à pratiquer, avec l'ablation de la veine, l'extirpation d'un ou de plusieurs *segments fusiformes de peau*; Schwartz, qui conseille cette manœuvre, espère exercer, par la compression de la peau ainsi rétrécie sur les masses profondes, une action analogue à celle du bas élastique. La technique de l'analgésie se devine. Après avoir choisi les téguments que l'on veut sacrifier, d'ordinaire en des points où ils recouvrent les paquets variqueux les plus malades, on fait, dans l'épaisseur du derme, une traînée cocaïnique en forme de losange. Le bistouri enlèvera ce segment et une suture en rapprochera les lèvres. Nous avons obtenu, nous aussi, de bons résultats de cette opération.

Les *anévrismes artériels* ou *artério-veineux*, lorsqu'ils sont de petit volume et pas trop profonds, peuvent être, au point de vue chirurgical, l'analogue d'une tumeur sous-cutanée ordinaire, et rien ne s'oppose à leur extirpation sous l'analgésie à la

cocaïne. Nous en avons observé de tels à l'avant-
bras, au coude et au bras. La technique rappelle
trait pour trait celle de l'extirpation du segment
variqueux de la saphène : traînée analgésique de la
peau dépassant en haut et en bas les limites de
l'anévrisme, isolement de la tumeur par dissection,
double ligature de l'artère, au-dessus et au-dessous du point où commence et où finit le sac, ablation de la poche et ligature des collatérales, s'il y a
lieu.

La *ténotomie* est du domaine de l'anesthésie
cocaïnique, et nous n'avons pas à décrire une opération qui change suivant les tendons et la région
où l'on intervient. Mais rien ne sera plus facile que
de créer une plaque analgésiée au point où le
ténotome devra perforer la peau et de déposer une
traînée d'alcaloïde dans la gaine de tissu cellulaire
qui enveloppe le tendon. Nous parlons des adolescents ou des adultes, car l'indocilité des enfants
et leur frayeur irraisonnée ne permettent pas, chez
eux, d'user de la cocaïne.

Rien n'est plus facile encore que les sections
sous-cutanées des *aponévroses*, et, dans nombre
de pieds bots, nous avons pu analgésier l'aponévrose plantaire rétractée; il suffit d'injecter sous
la peau, entre elle et la lame fibreuse, et dans la
lame fibreuse elle-même, une traînée de cocaïne;
le ténotome, insinué sous les téguments, la coupe

9.

sans éveiller la moindre souffrance. La section du *sterno-mastoïdien rétracté* dans les torticolis ne présentera non plus aucune difficulté ; le mieux est d'opérer à ciel ouvert ; on fera donc, au-dessus de la clavicule, une traînée analgésique, dans la peau qui recouvre les deux chefs du muscle que l'on isolera ; puis on les insensibilisera l'un et l'autre par une injection et l'on coupera le faisceau aponévrotique et musculaire jusqu'à ce qu'on obtienne le redressement complet de la tête ; il ne restera plus alors qu'à suturer les deux lèvres de la peau.

De même pour les *ténorrhaphies* ; l'incision cutanée sera plus ou moins longue pour permettre la recherche des bouts qui, après leur rupture, se sont retirés dans leur gaine. La technique de cette incision est connue ; nous n'y revenons pas ; les deux bouts sont retrouvés et mis au contact, facilement ou difficilement, puis avivés et suturés avec un fil de soie fin.

GROUPE IV

OPÉRATIONS SUR LA TÊTE ET SUR LE COU

Orthoplastie des oreilles. Trépanation de l'apophyse mastoïde. Suture des paupières. Cancroïdes des lèvres. Bec-de-lièvre. Staphylorraphie. Cancer de la langue. Ganglions dégénérés du cou. Trachéotomie. Goitre.

Nous avons déjà décrit quelques-unes des interventions pratiquées sous l'analgésie cocaïnique, à

·là tête, à la face et au cou, l'extirpation des *kystes sébacés* et des *kystes dermoïdes*, des *lipomes* et des *angiomes*, des *tumeurs de la parotide*. Il me reste à signaler quelques autres opérations qui ne manquent pas d'intérêt.

Et d'abord certaines « orthoplasties » des *oreilles*; il nous est arrivé quelquefois d'intervenir, et nous nous proposons de le faire désormais plus souvent, pour des déformations que l'immense majorité des chirurgiens, nous ne savons trop pourquoi, considèrent comme « intangibles ». Quels motifs s'opposent à donner à ces oreilles, dont la conque élargie se projette en avant, une forme moins disgracieuse et une position moins défectueuse ? Lorsque l'application d'un serre-tête, d'un petit bandage ne modifie pas cette position, je fais, à la cocaïne, une petite perte de substance sur la face interne de l'oreille, en arrière et un peu en haut; une exérèse de même dimension est pratiquée à la lisière du cuir chevelu, juste au point où l'oreille viendrait s'appliquer contre la tête; un crin de Florence met ces deux surfaces cruentées au contact et, en quelques jours, l'adhérence est faite. Il suffira plus tard de la couper au bistouri ou aux ciseaux, lorsque l'oreille aura pris le pli de sa nouvelle situation.

. Une opération un peu plus compliquée nous a donné d'excellents résultats pour corriger ces *pavillons en conques* qui saillent en avant et rappellent les manches à air des bateaux. Une traînée analgésique est faite dans le derme de la face interne de l'oreille ; le cartilage est mis à nu par incision de la peau, et l'on excise de petites bandes de ce cartilage, peu à peu, pour voir l'effet obtenu, jusqu'à ce que, grâce à la perte de substance, le pavillon rétréci ait pris une forme et une position plus correctes ; on suture et on rapproche, au catgut fin, les deux lèvres du cartilage, puis les deux lèvres de la plaie cutanée, et, sans aucune cicatrice apparente, on a obtenu la diminution considérable ou même la disparition d'une difformité choquante. Nos observations sont peu nombreuses, car ces interventions ne sont guère entrées dans la pratique courante, mais nous ne saurions trop les recommander.

Nous avons souvent eu recours à la cocaïne pour pratiquer la *trépanation de l'apophyse mastoïde* ; après avoir rasé la région, nous traçons un lambeau, une sorte de volet dont la base est en arrière sur le cuir chevelu, et dont la partie convexe atteint le sillon qui existe au point d'insertion de l'oreille ; le volet est disséqué d'avant en arrière et l'apophyse mastoïde mise à nu ; mais on a eu soin, après avoir tracé la ligne analgésique qui circonscrit le lambeau, d'enfoncer l'aiguille perpendiculairement à travers les tissus jusqu'à l'os et de faire diffuser plusieurs seringues d'alcaloïde entre

lui et le périoste ; la dissection du volet et la trépanation de l'apophyse sont alors indolores. Nous

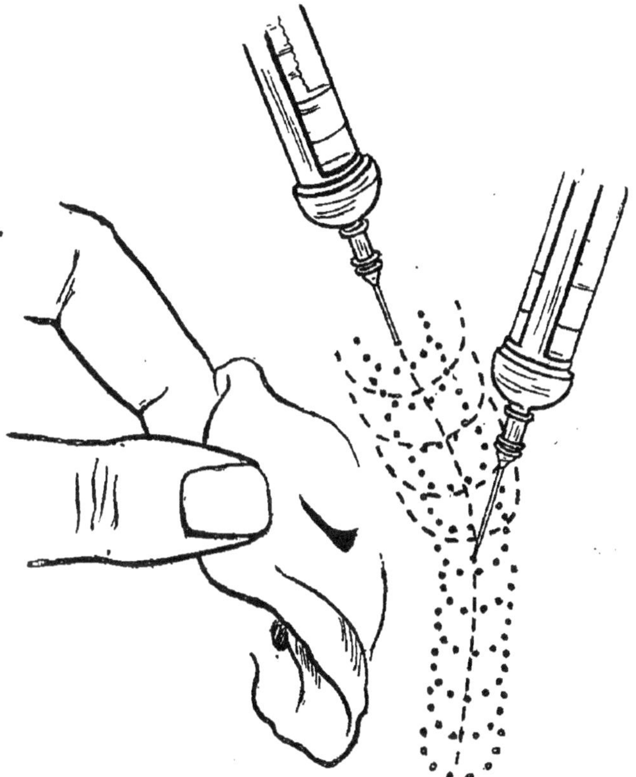

FIG. 27. — ANALGÉSIE POUR LA TRÉPANATION
DE L'APOPHYSE MASTOIDE

La figure montre la région mastoïdienne ; un aide a relevé l'oreille
pour découvrir la région. L'aiguille inférieure chemine dans l'épais-

seur du derme et y dépose une traînée cocaïnique marquée ici par
le pointillé étroit. La future incision portera sur cette traînée. L'aiguille supérieure a traversé la peau ; elle chemine dans le tissu cellulaire sous-cutané et y dépose une traînée cocaïnique à ondes plus
larges ; elle est encore incomplète et n'occupe pour le moment que
la moitié supérieure de la figure.

aurions dû décrire cette intervention à propos de
l'injection de cocaïne en tissus enflammés ; mais ici
aussi elle est à sa place ; cependant nous devons

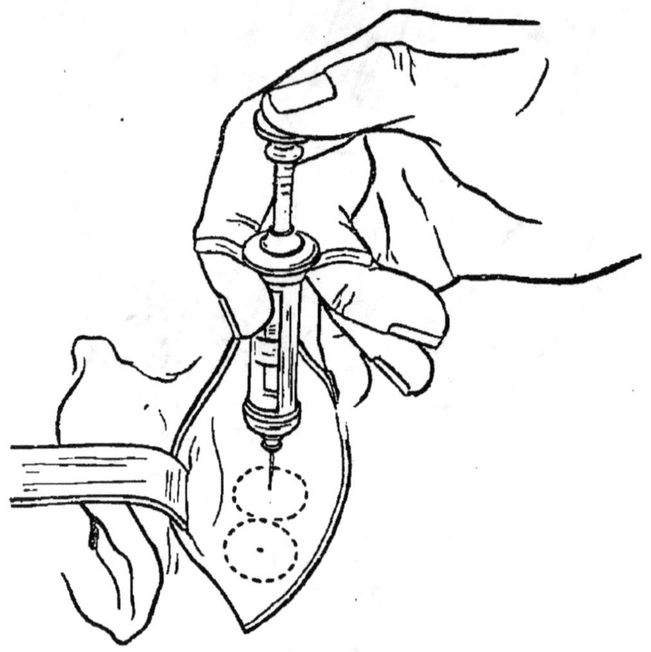

FIG. 28. — ANALGÉSIE POUR LA TRÉPANATION
DE L'APOPHYSE MASTOIDE

Même région que dans la figure précédente. La peau analgésiée a
été sectionnée ; les bords de la plaie sont écartés et l'on enfonce per-

pendiculairement l'aiguille à travers les tissus mous et le périoste
jusqu'à ce que sa pointe soit arrêtée par l'os ; on presse alors le
piston avec énergie et le liquide analgésique refoulé s'insinue entre
le périoste et l'os qu'il insensibilise. On peut alors, sans éveiller de
douleur, couper les tissus mous et trépaner l'os.

remarquer qu'on ne craindra pas de multiplier les
injections profondes, car la sensibilité est plus vive

et la quantité de cocaïne devra être plus considérable.

Les *autoplasties* de la paupière peuvent être pratiquées sous l'analgésie cocaïnique; le lambeau qu'on voudra détacher sera circonscrit par une traînée d'alcaloïde, et on ne craindra pas d'injecter le contenu d'une, deux, trois ou quatre seringues sous le lambeau lui-même, afin que la dissection ne réveille aucune souffrance. Cependant, il faudrait, pour préférer la cocaïne au chloroforme, une contre-indication quelconque à l'emploi de l'anesthésique général, car dans ces interventions délicates et très longues, l'opérateur aime à ne pas avoir à compter avec l'opéré qu'il préfère endormi.

Il n'en est pas de même pour la *suture des paupières* et, pour cette intervention, la cocaïne est l'analgésique de choix. On projette sur la conjonctive quelques gouttes de solution afin d'insensibiliser la muqueuse, puis on injecte, dans l'épaisseur de la paupière inférieure et de la paupière supérieure, le contenu d'une demi-seringue de solution; on avive alors les bords libres, et on les suture sans que le patient en ait conscience.

L'extirpation des *cancroïdes de la lèvre* ne nécessite jamais l'emploi du chloroforme, ou, pour y avoir recours, il faudrait un de ces envahissements qui exigent l'ablation de la région entière et une

autoplastie étendue. Dans les épithéliomas ordinaires, on applique sur la muqueuse une lame de

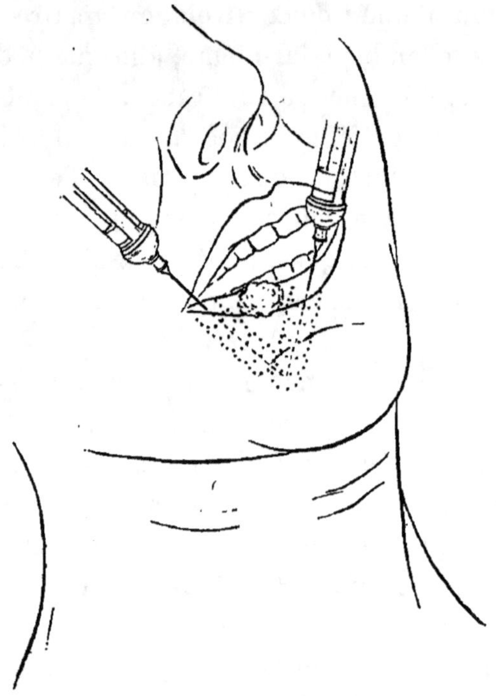

Fig. 29. — Analgésie pour l'extirpation d'un épithélioma
de la lèvre

On a commencé par mettre sur le bord libre de la lèvre une lame
de ouate hydrophile imbibée de cocaïne. Sur notre figure, cette lame

est déjà enlevée; on pique alors successivement, en dedans et en
dehors de la tumeur, la muqueuse insensibilisée; on fait la piqûre à
une distance suffisante de la tumeur pour être bien sûr d'enlever tout
le tissu malade et couper en tissu sain; on pousse l'aiguille qui est en
dedans de haut en bas et de dedans en dehors, tandis qu'on pousse
celle qui est en dehors de haut en bas et de dehors en dedans, circonscrivant ainsi un triangle à base labiale qu'excisera le bistouri.
Cette injection sera faite dans l'épaisseur du derme de la peau
labiale.

ouate hydrophile imbibée d'une solution de cocaïne ;
cette lame dépassera au moins d'un centimètre la

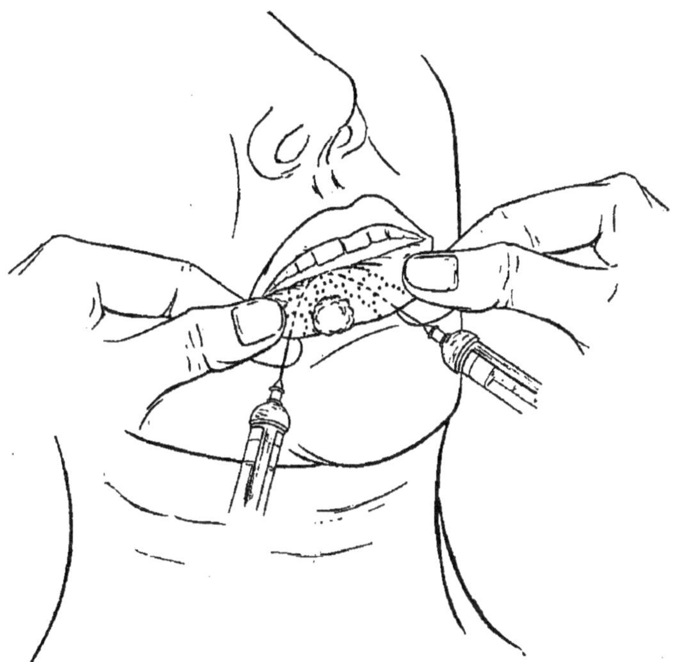

FIG. 30. — ANALGÉSIE POUR L'EXTIRPATION D'UN CANCROIDE
DE LA LÈVRE

L'analgésie de la face antérieure de la lèvre pratiquée ainsi que le
montre la figure précédente, les deux mains d'un aide éversent cette

lèvre de façon à exposer sa face interne ou muqueuse. On enfonce
une première aiguille en dehors du cancroïde et on la fait cheminer
non dans la muqueuse déjà analgésiée par le contact d'une lame de
ouate hydrophile imbibée de solution cocaïnée, mais dans l'épaisseur
des muscles. On enfonce une seconde aiguille en dedans du cancroïde·
et ces deux aiguilles ont une direction telle que les traînées analgésiques qu'elles déposent forment un V ouvert en haut, semblable à
celui que les aiguilles ont déjà tracé sur la face antérieure. Il ne
reste plus qu'à exciser au bistouri ce V labial et à suturer.

perte de substance que l'on devra faire. On prescrit au patient de ne point avaler sa salive pour qu'il n'absorbe pas de cocaïne par la voie stomacale; puis, on plante l'aiguille dans le derme, à un bon centimètre en dehors du néoplasme, et l'on dessine, par la traînée analgésique, les lambeaux en V ou en U que l'on doit extirper. Comme la lèvre est épaisse, il est bon d'ajouter à cette anesthésie des téguments, peau et muqueuse, l'anesthésie des muscles, et le contenu d'une ou de plusieurs seringues sera poussé de chaque côté de la tumeur, en plein orbiculaire. On n'oubliera pas combien la région est vasculaire, et l'on prendra des précautions pour ne pas injecter le liquide dans les artères ou dans les veines. L'analgésie est absolue; l'ablation de la tumeur se fait sans que le patient éprouve la moindre douleur, à condition toutefois que le chirurgien ne passe ses fils de suture en dehors de la zone analgésiée; un peu d'attention évitera cette faute fréquente. Depuis seize ans, pour le plus grand bien de nos opérés, nous avons enlevé tous les cancroïdes de la lèvre sous l'analgésie localisée.

Le *bec-de-lièvre* s'opère, en général, sur les jeunes enfants chez lesquels l'emploi de la cocaïne est contre-indiqué. Mais lorsque certaines circonstances ont retardé l'intervention jusqu'à douze ans, c'est à l'analgésie locale qu'il faut avoir recours.

La lèvre est adhérente, par un repli de muqueuse, au bord alvéolaire de la mâchoire. On fait, en ce point, une petite injection, et l'on libère la lèvre. Lorsqu'elle est mobilisée, on insensibilise les deux bords de la fissure latérale par une injection d'abord dans la peau, puis dans le muscle ; la muqueuse a déjà été anesthésiée par l'application d'un peu de ouate hydrophile imbibée de solution ; il ne reste qu'à aviver, à rapprocher les surfaces cruentées et à suturer.

La *staphylorraphie* et même l'*urano-staphylorraphie* pourront être pratiqués à la cocaïne, mais ce sera exceptionnel, surtout pour cette dernière, non à cause de l'étendue du lambeau qu'il faut mobiliser, mais surtout à cause de la difficulté de diriger l'aiguille dans la profondeur de la bouche, et dans la trame épaisse du derme du palais. Nous avons pratiqué, en position de Rose, une staphylorraphie sous l'analgésie locale, et, bien que le résultat ait été excellent, en thèse générale, nous conseillons le chloroforme à qui n'a pas la grande habitude de l'anesthésie localisée.

Il en est de même pour le *cancer de la langue.* Pour peu qu'il ne soit pas circonscrit à la pointe, le chloroforme ou l'éther sont indiqués, parce qu'il faut opérer largement et ne pas craindre, au cours de l'intervention, de dépasser, s'il y a lieu, les limites qu'on s'était d'abord fixées. Mais si l'épithélioma est petit, à la pointe ou tout près de la pointe, la cocaïne est parfaite. J'y ai eu recours un très grand nombre de fois, et toujours avec un plein succès. L'analgésie locale est bien l'analgésie de choix dans l'extirpation de ces plaques épithéliales, de ces cancroïdes petits et à peine ulcérés qui naissent sur la langue leucoplasique. Ces formes cliniques ne s'accompagnent pas parfois de dégénérescences ganglionnaires, et nous condamnons alors les délabrements inutiles, les véritables mutilations que nous avons vu pratiquer dans ces cas.

Un de nos premiers malades fut cocaïnisé par moi et opéré par Verneuil à l'anse galvanique. Il s'agissait d'un vieillard de quatre-vingts ans, et, bien que l'épithélioma fût petit, la mastication commençait à être embarrassée. Le patient n'a pas éprouvé la moindre douleur et l'on ne peut pas dire que nous ayons, pour plus de facilité, limité le champ opératoire et sectionné en tissu malade : au bout de huit ans, l'opéré vivait encore. Autre fait : un médecin atteint d'un cancer assez volumineux de la langue nous est envoyé par notre collègue Charles Monod, car le patient redoute le chloroforme ; malgré son étendue, nous enlevons le néoplasme sans provoquer la moindre douleur ; malheureusement, au bout de peu de mois, l'épithélioma reparaissait. Nous avons opéré plus tard un autre médecin, pour un épithélioma du frein

de la langue ; au bout d'un an, nous constatons
une récidive ; nouvelle intervention, toujours à la
cocaïne, et cette fois nous n'avons pas observé de
repullulation du mal, bien que plus de trois ans
soient déjà écoulés. Nous pourrions citer un leucoplasique chez qui nous avons enlevé en sept ans
huit plaques cancroïdales — et démontrées telles
par le microscope.

Enfin la cocaïne est indiquée pour l'extirpation
des *tumeurs ganglionnaires* des régions paroti-
dienne, sous-maxillaire, sus et sous-hyoïdienne.
Mais toutes ces adénites ne sont pas accessibles et
lorsqu'il s'agit d'une masse formée par la fusion
de plusieurs ganglions dégénérés, lorsque cette
pléiade n'est pas superficielle et mobile dans le
tissu cellulaire, l'analgésie locale est insuffisante ;
on doit avoir recours au chloroforme. La cocaïne
n'est indiquée que lorsqu'il existe un ou deux ganglions hypertrophiés, sous la peau et sous l'aponévrose, et sans adhérence avec les tissus voisins.
Dans ce cas, il faut anesthésier la ligne d'incision,
saisir le ganglion avec une pince, l'attirer, et si, en
quelque point que l'on dissèque, le patient ressen-
tait un peu de souffrance, le contenu de quelques
seringues suffirait à rendre l'extirpation indolore.

La *trachéotomie* doit être pratiquée à la cocaïne ;
je parle de l'ouverture de la trachée chez l'adulte.

Suivant la future ligne d'incision, on injecte une solution dans l'épaisseur du derme; puis, la peau sectionnée, rien n'est plus facile que d'insensibiliser l'aponévrose et la couche musculaire. Outre la douleur qu'on évite à l'opéré, on diminue l'écoulement sanguin grâce à la propriété vaso-constrictive de la cocaïne. Je crois qu'à cette heure un très grand nombre de nos collègues ont adopté cette pratique.

Il en est de même pour les *goitres*, et nous croyons que Kocher les extirpe de préférence sous l'analgésie cocaïnique, car le chloroforme est souvent redoutable chez des patients qui asphyxient. On sait du reste combien cette opération est simple lorsqu'il n'existe pas de prolongements dans le médiastin et lorsque la trachée n'est pas altérée. Pour peu qu'on trouve le plan de clivage, la tumeur s'énuclée avec la plus grande facilité.

Nous devons dire quelques mots de l'*extraction des dents*, bien que la question soit sortie, par la spécialisation, des cadres de la chirurgie générale.

Il est quelques dentistes, instruits, habiles et prudents, qui manient fort bien la cocaïne et savent, sans danger, procurer au patient une parfaite anesthésie. Mais combien, par contre, ont « galvaudé » le merveilleux alcaloïde! ils l'ont employé, dès les premiers temps, sans discernement et sans mesure, dans la plus complète ignorance des règles qui président à son administration, et les accidents se multiplièrent à tel point que l'analgésie locale faillit tomber dans le plus complet discrédit. Nous les rendons en partie responsables de la mauvaise réputation de la cocaïne et nous avons toujours trouvé nos adversaires les plus intransigeants parmi ceux de nos clients et de nos collègues qui avaient essuyé, dans le cabinet d'un dentiste, quelque cruelle mésaventure.

La plupart des dentistes violent quotidiennement trois règles fondamentales de la technique : ils emploient des solutions trop concentrées; ils opèrent leurs clients assis ; ils leur permettent de se lever, de marcher et de sortir peu après l'intervention ; de là les syncopes si fréquentes, de là ces malaises, ces vertiges, ces gastralgies, ces douleurs signalées si souvent dans les heures et même les journées qui suivent l'extraction de la dent. Ce sont eux qui ont créé le mythe de la tête, « zone dangereuse », mythe qui sévit encore et qui compte même des défenseurs attardés jusqu'à l'Académie de médecine. Ce sont eux qui recourent encore à ces mixtures bizarres de cocaïne, d'eucaïne et de gélatine laissant dans les gencives tuméfiées des traces si longtemps douloureuses !

Ces erreurs nous semblent d'autant plus étonnantes que les maîtres de notre Ecole dentaire de Paris connaissent fort bien la cocaïne et professent à son sujet la doctrine la plus pure : ils ont adopté ce mode d'analgésie locale à ses premiers débuts, ils ont peu à peu rectifié son emploi ; ils ont accepté ou préparé toutes les améliorations, tous les progrès, et nous avons sous les yeux des notes de nos confrères Viau, Sauvez, Chompret et Touchard qui prouvent qu'on n'a rien à apprendre et rien à reprocher à ces habiles et consciencieux collègues. Doses, solution, technique de l'injection, position du patient sur la « table fauteuil » abaissée jusqu'à l'horizontale, opération, soins consécutifs, tout nous semble parfait. Aussi les résultats sont-ils merveilleux : et depuis huit, douze et seize ans, ils ont pratiqué à eux quatre plus de 70.000 interventions sous l'analgésie cocaïnique sans avoir eu à enregistrer un seul accident grave. Il me semble que voilà une belle statistique et j'aurais été heureux de la produire lors de la dernière discussion de l'Académie de médecine !

L'extraction des dents est soumise aux règles générales de la technique, et en les observant on aura à la fois l'analgésie parfaite et la complète sécurité. Cependant quelques remarques sont indispensables : d'abord, lorsqu'il existe de l'ostéo-périostite, qu'un abcès s'est formé, qu'il a soulevé la muqueuse gingivale, les applications et les injections de cocaïne n'ont que peu d'effet. Elles amortissent la douleur, mais la souffrance reste considérable. L'opérateur n'a donc pas à promettre ce qu'il ne saurait tenir, la suppression totale de la douleur. Il n'en sera plus de même si le périoste alvéolo-dentaire est rouge et tuméfié, mais non décollé ; l'insensibilisation sera plus délicate à obtenir que s'il n'y avait pas d'inflammation, mais elle est possible et l'efficacité de la cocaïnisation, ici, n'est pas douteuse.

Pour extraire une dent, comment s'y prendre ? Voici la technique à laquelle j'ai recours depuis dix-sept ans : J'applique sur la gencive, en dehors et en dedans, au niveau de la dent que je veux arracher, une petite lame de ouate hydrophile imbibée de cocaïne, et je recommande au patient de ne pas avaler sa salive. Au bout de quelques minutes la muqueuse est insensible ; je plante dans son épaisseur, d'abord en dehors, la pointe de l'aiguille de la seringue et je pousse ; la muqueuse blanchit ; j'avance péniblement, du collet vers la racine, dans la trame épaisse de la gencive et je vais profondément, d'autant plus profondément que la racine de la dent est plus longue. C'est dire que je ne crains pas de cheminer de un centimètre à deux et trois centimètres lorsqu'il s'agit de la canine ou des grosses molaires. A un moment donné l'aiguille quitte la trame serrée de la gencive et pénètre dans le tissu cellulaire lâche.

Cette insensibilisation à la partie externe de la gencive et du maxillaire ne me suffit pas ; je la répète à la partie interne, de façon que les deux faces

de l'alvéole soient circonscrites par une injection ;
quelquefois même, lorsque la dent est isolée, je
pousse en arrière et en avant une injection sur la
muqueuse du rebord alvéolaire : le collet de la
dent est alors entouré de tissus infiltrés de cocaïne.
J'attends alors quelques instants, puis je déchausse
avec soin la dent ou le chicot, je me ménage tran-
quillement, sur mon patient qui ne sent rien, une
bonne prise sur la couronne ou les débris de la racine, et je saisis le davier. Puis, et par un mouvement progressif de va-et-vient, j'ébranle la dent, je
la mobilise peu à peu et je la tire à moi, sans ces
à-coups violents, ces mouvements brutaux de poignet qui brisent l'alvéole et multiplient les dégâts.
Ces méthodes de force avaient leur excuse lorsqu'il
fallait aller vite, chez un individu que l'on torturait
par la plus atroce des douleurs ; mais maintenant
qu'ils ont insensibilisé la dent, pourquoi nombre
de dentistes n'ont-ils pas recours aux procédés de
douceur? J'ai vu l'un d'eux, et pas le moindre,
arracher victorieusement, d'un brusque tour de
poignet, une dent cocaïnisée ; la dent était hors de
la bouche en moins d'une seconde, mais l'alvéole
était brisée !

Lorsqu'il s'agit de la *dent de sagesse* en évolution
vicieuse, l'opération est délicate ; le plus souvent,
la couronne est cachée sous les fongosités de la
gencive et, sans parler de la profondeur où il faut
porter les instruments, sans parler surtout du

« trismus » qui ne permet qu'un médiocre écartement des mâchoires, la molaire qui précède la dent
de sagesse cache celle-ci et empêche de l'aborder.
On est parfois forcé, surtout lorsqu'elle est préma-
turément cariée, d'arracher non la dent de sagesse,
mais la molaire antérieure. Son extraction laisse
en avant une large place où la dent de sagesse
évoluera à son aise. Mais lorsque c'est cette dernière que l'on veut enlever, il faut anesthésier non
seulement les tissus qui l'enchâssent, mais encore
la gencive de la molaire antérieure sur laquelle le
levier prendra un point d'appui.

Nous poursuivons, depuis quelques semaines,
avec notre interne M. Chevassu, quelques expériences d'analgésie « régionale » du maxillaire
inférieur; nous portons, dans le fond de la bouche,
vers la face interne de la branche montante, sous
le ptérygoïdien interne, vers l'épine de Spyx, l'aiguille de notre seringue, et nous essayons d'enve-
lopper de notre solution le nerf dentaire inférieur
avant qu'il pénètre dans son canal osseux. Ce serait
un élégant et rapide moyen d'obtenir une analgésie
plus étendue et de livrer, au chirurgien, la moitié
ou même la totalité du maxillaire inférieur en
répétant les mêmes injections des deux côtés; nos
observations ne sont pas encore concluantes et
nous n'avons obtenu qu'une atténuation et non
une disparition totale de la douleur. Nous pour-
suivrons nos expériences, mais ce qui diminue un

peu l'ardeur de la recherche, c'est le résultat déjà si satisfaisant que donne la cocaïnisation localisée par la méthode ordinaire. Et le seul bénéfice réel de l'analgésie « régionale » serait de pouvoir faire disparaître la douleur, même dans les cas d'ostéo-périostite suppurée.

GROUPE V

OPÉRATIONS SUR LE THORAX

Suture des fragments dans les fractures de la clavicule. Opération de l'empyème. Résection costale. Ablation des tumeurs bénignes de la mamelle, fibromes, adénomes, kystes. Amputation totale de la glande,

Nous ne sommes guère partisan de la *suture de la clavicule*; c'est une opération d'exception; d'ordinaire, en effet, la réparation de cette fracture est rapide, et, même chez la femme, la saillie qui persiste n'est pas plus disgracieuse que la cicatrice de l'incision; aussi je ne conseille cette intervention que dans des cas fort rares, et je n'y ai eu recours qu'une fois; la saillie du fragment interne était considérable, et le fragment externe comprimait le paquet vasculo-nerveux. Incision de 8 centimètres le long du bord antérieur de l'os après anesthésie de la peau; injection sous-périostée de 1 centigramme de cocaïne sur chaque fragment, au niveau du point où je devais, avec la tréphine, perforer l'os et insinuer un fil pour rapprocher et immobiliser les fragments; suture de la peau. Le

FIG. 31. — ANALGÉSIE POUR L'OPÉRATION DE L'EMPYÈME

Ici, la peau déjà insensibilisée par une injection intra-dermique, a
été incisée, et les bords de la plaie sont maintenus béants par un

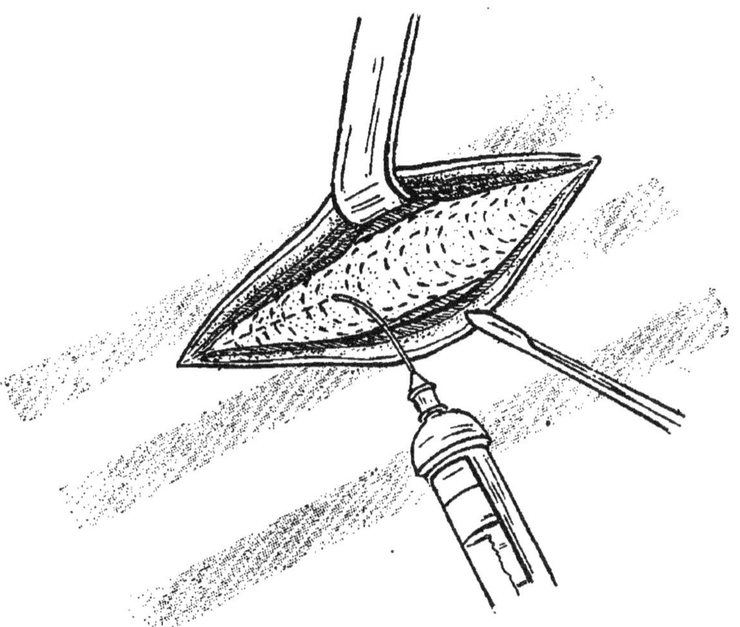

écarteur et une pince. Au milieu de l'espace intercostal, on aperçoit
un pointillé large à ondes concentriques et une aiguille courbe insinuée sous l'aponévrose et qui verse une traînée analgésiante dans le
tissu musculaire; aussi pourra-t-on, sans douleur, inciser cette aponévrose et ces muscles tout en se rapprochant du bord supérieur de
la côte inférieure pour éviter la blessure des vaisseaux. Si la couche
musculaire paraissait épaisse, il vaudrait mieux faire, dans son
épaisseur, non une, mais deux injections, une sous-aponévrotique,
l'autre dans la couche profonde des muscles.

résultat fut favorable. Pour être certain d'avoir une
analgésie absolue et de ne pas provoquer de dou-

10.

leur par quelque « échappée » d'instruments, nous conseillerions d'injecter en outre, tout autour du

FIG. 32. — ANALGÉSIE POUR LA RÉSECTION D'UNE COTE

La peau, insensibilisée par une traînée intra-dermique, a déjà été incisée et les lèvres de la plaie sont écartées. On voit, dans le champ

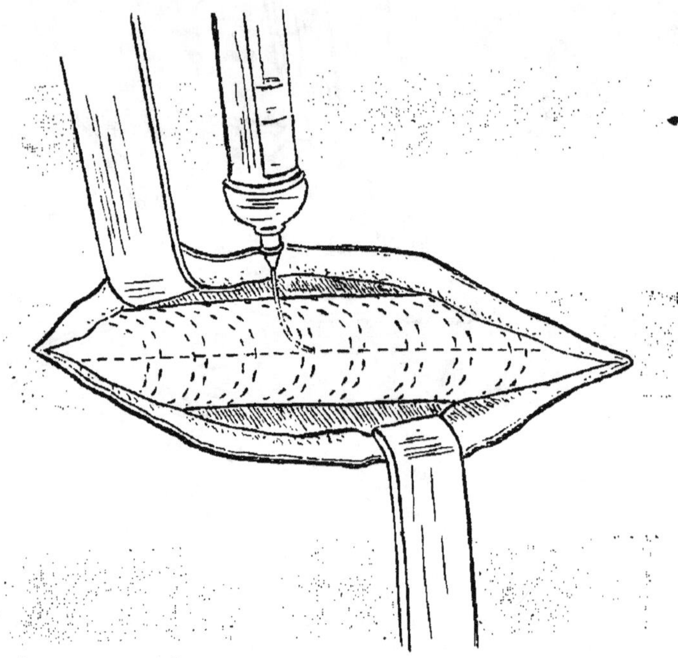

ouvert, la côte, visible dans toute sa hauteur, seulement au centre de la figure ; on voit même en ce point, sur l'étendue d'un centimètre environ, l'insertion des muscles intercostaux. L'aiguille courbe, insinuée sous le périoste, dépose entre lui et l'os une traînée de cocaïne qui permettra de sectionner l'os sans douleur d'un coup de costotome.

foyer opératoire, le contenu de quelques seringues.

Pour l'opération de l'*empyème*, l'avantage de la

cocaïne est indiscutable, car le chloroforme n'est
pas sans danger, vu l'état où la pleurésie a mis les
poumons et le cœur. Voici ma technique : traînée
analgésique de 8 centimètres dans la peau qui
recouvre la côte au-dessus de laquelle est l'espace
que l'on veut inciser. On coupe la peau, on cherche
le bord supérieur de la côte et l'on fait une nouvelle traînée analgésique dans l'épaisseur du muscle.
On reprend le bistouri et l'on peut pénétrer dans la
plèvre sans que le malade éprouve la moindre
souffrance. Il est loisible de faire l'incision pleurale
moins étendue que l'incision cutanée; mais celle-ci,
je la pratique, en général, fort grande, pour évoluer à mon aise au fond de la plaie et réséquer, s'il
le faut, un segment de côte.

Cette *résection* se fait sous l'analgésie cocaïnique : on pratique, au niveau de la côte que l'on
veut enlever, une injection cutanée de 10 à 12 centimètres; on incise et on arrive sur la côte; on
insinue l'aiguille de la seringue sous le périoste,
entre lui et l'os, et l'on fait pénétrer, en ce point,
une injection vivement poussée, afin que le
liquide se diffuse. Il est plus difficile d'atteindre la
face interne; on peut cependant avec l'aiguille
courbe pousser une injection sous le périoste de
la face interne. On incise le périoste, on le détache
avec soin, puis on insinue le costotome de Fara-
beuf au niveau du point où l'on veut faire la première section; on coupe, on saisit l'os avec le da-

vier, on le détache de sa gaine fibreuse ; on place le costotome au point où doit s'opérer la seconde section, on coupe, et le fragment de côte est enlevé.

Cette opération se pratique, au cours de l'empyème, lorsqu'on veut que des fausses membranes épaisses passent facilement à travers l'ouverture de la plèvre, ou lorsqu'on cherche à éviter que les tubes soient étranglés par les côtes voisines trop rapprochées l'une de l'autre. On y a recours encore lorsque l'os est atteint de carie et qu'on désire tarir la source d'un abcès ossifluent ; après la résection, on détruit les fongosités qui ont envahi le foyer, et on poursuit les traînées tuberculeuses jusqu'en tissus sains.

L'emploi de la cocaïne est limité dans la chirurgie de la *mamelle* : en dehors des abcès de la lactation, on intervient surtout pour des cancers, et l'opération se complique si nécessairement d'une investigation minutieuse de l'aisselle, ouverte au bistouri, que l'anesthésie générale est de rigueur, d'autant que la chirurgie actuelle préconise les plus larges délabrements, l'ablation du grand pectoral du petit pectoral, l'évidement systématique de l'aisselle, ganglion et graisse, et l'ablation d'une surface considérable de peau. Aussi n'aura-t-on recours à la cocaïne que pour l'extirpation des tumeurs bénignes de l'organe.

L'extirpation des *adénomes* et des *fibromes* de la

mamelle rentre, en définitive, dans la catégorie déjà étudiée des tumeurs sous-cutanées. Il suffit d'une traînée analgésique de quelques centimètres pour inciser la peau sans douleur; la tumeur est mise à nu; on pratique tout autour des injections, puis on saisit le néoplasme avec une pince, on tire en donnant quelques coups de ciseaux pour sectionner les tractus fibreux et l'adénome s'énuclée de la gangue dans laquelle il était contenu; parfois on trouve un pédicule qui relie la tumeur à la glande mammaire; il contient des vaisseaux et des nerfs; on l'insensibilisera avant de le sectionner.

Mais il est des cas où l'extirpation n'est pas aussi facile : l'adénome est adhérent à la mamelle à laquelle il est attaché par une large base. Ici l'anesthésie du plan profond doit être faite avec un soin particulier et, lorsque la tumeur a été mise à nu, il faut faire une injection circonférentielle dans la gangue périphérique de façon à insensibiliser la glande dans tous les points où passera le bistouri. Sans cette précaution les douleurs seraient vives, ainsi que j'ai pu m'en apercevoir autrefois, lorsque je m'imaginais, avec la plupart des auteurs, que l'analgésie des plans superficiels entraînait avec elle celle des plans profonds.

Nous avons pratiqué plusieurs fois l'*amputation totale* de la mamelle pour des tumeurs bénignes, lorsque, par conséquent, il n'y avait pas à ouvrir l'aisselle pour en extirper, éventuellement, les

ganglions dégénérés. C'est surtout dans des cas de
« maladie kystique » que j'ai eu recours à cette
intervention. Elle est délicate ; en effet, on circonscrit une partie de la peau de la mamelle par deux
incisions losangiques. Mais les deux traînées de
cocaïne, faites pour préparer ces incisions, ne cor-
respondent pas à la périphérie de la glande, de
telle sorte que, après la section de la peau, il faut
disséquer et soulever celle-ci jusqu'aux limites de
la mamelle, et le bistouri se meut dans un champ
non anesthésié ; pour éviter la douleur, des injections sous-cutanées doivent être faites.

Cependant, nous n'insistons pas, car rien n'est
rare comme la nécessité de cette amputation totale
sans ouvertures concomitantes de l'aisselle. Nous
la préconisions pour l'ablation des mamelles kys-
tiques au temps où nous croyions à la nature épi-
théliale de ces tumeurs, mais depuis que les clini-
ciens et les histologistes se mettent d'accord pour
considérer notre « maladie kystique » comme une
mammite chronique et non comme un néoplasme
pouvant devenir malin, nous nous abstenons d'extirper ces tumeurs ; nous nous contentons d'énucléer quelques kystes devenus trop volumineux ou
qui provoquent des douleurs, comme nous l'avons
observé quelquefois.

GROUPE VI

OPÉRATIONS SUR L'ABDOMEN

Kystes hydatiques du foie ; gastrostomie ; laparotomie ; ascites tuberculeuses ; kyste de l'ovaire ; kélotomie ; cure radicale de hernie ;
hernie inguinale ; hernie ombilicale ; hernie crurale ; anus artificiel ;
appendicectomie à froid.

Pour les opérations sur l'abdomen, la règle générale persiste, et, toutes les fois que nous nous trouvons en présence d'une intervention régulière, à
temps précis, à champ bien limité et d'une étendue
raisonnable, nous avons recours à la cocaïne que
nous proscrivons dans les cas contraires, lorsque le
diagnostic n'est pas évident, lorsque le foyer morbide est diffus ou trop large, lorsque surtout on
ignore ce que l'on trouvera sous la paroi incisée.

Nous avons ouvert nombre de *kystes hydatiques*
du foie sous l'analgésie localisée, et l'indication de
se servir de la cocaïne est précise lorsque toute
l'intervention se borne à mettre à nu la poche, à
l'ouvrir et à fixer les lèvres de l'incision hépatique aux lèvres de l'incision pariétale. Trajet
anesthésique dans la peau, tantôt sur la ligne médiane, tantôt à droite, parallèlement aux fausses
côtes, suivant que le point culminant de la tumeur
est sous l'appendice xiphoïde ou dans l'hypocondre droit. Sur la ligne médiane, après les injections dans le derme, on doit insinuer l'aiguille de

la seringue entre l'aponévrose et le péritoine, et on poussera une nouvelle traînée cocaïnique. Dans l'hypocondre, l'analgésie de ce second plan est plus

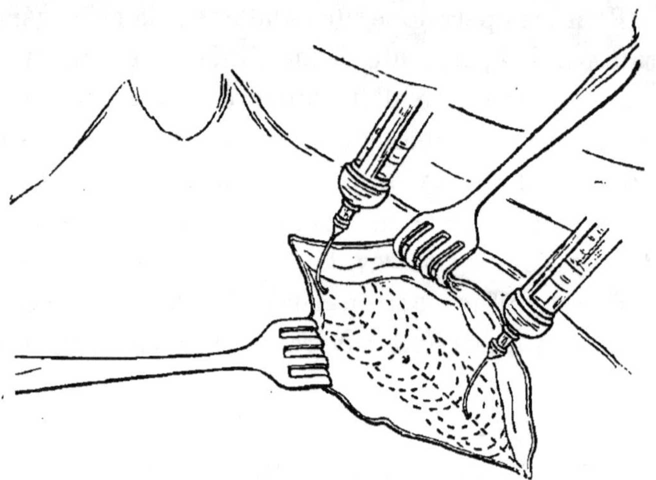

FIG. 33. — ANALGÉSIE DANS LA GASTROSTOMIE

La figure nous montre l'appendice xiphoïde et le rebord des fausses côtes gauches. Déjà la peau a été insensibilisée et incisée suivant une traînée de 8 centimètres parallèle aux fausses côtes et distante d'elles de deux travers de doigt; l'aponévrose est mise à nu et nous voyons deux seringues qui cheminent sur elle pour l'analgésier, ainsi que les couches musculaires superficielles; les couches musculaires profondes devront aussi recevoir une traînée cocaïnique. Donc, pour la gastrostomie, trois plans analgésiques : peau, aponévrose et muscles superficiels, muscles profonds et péritoine pariétal.

complexe à cause de l'épaisseur de la couche musculaire.

Arrivé sur le foie, au niveau du kyste, deux cas se présentent : ou la poche s'est pour ainsi dire énucléée du parenchyme; on peut alors facilement

vider cette cavité, en attirer les parois au dehors
et en réséquer une partie. Puis l'on suture les
lèvres de ce qui reste de la poche aux lèvres de
l'incision cutanée, et l'opération est finie. Ou bien
le kyste est profond ; une certaine épaisseur de
tissu hépatique le sépare de la superficie de l'organe ; dans ce cas on vide difficilement la poche et
il faut prendre des précautions pour que le liquide
qui s'écoule ne s'infiltre pas dans le péritoine.

Nous pratiquons toujours la *gastrostomie* sous
l'analgésie localisée et l'opération est vraiment
d'une simplicité idéale. Une traînée cocaïnique de
8 centimètres est faite dans la peau ; elle commence au-dessous de l'appendice xiphoïde, à 2 centimètres environ en dedans du rebord gauche
des fausses côtes, et se dirige en bas parallèlement
à ce rebord. Les téguments incisés, on trouve une
grande épaisseur d'aponévroses et de muscles qu'on
anesthésie par couches successives. Deux plans analgésiques y suffisent et on sectionne tous ces tissus
sans douleur ; on pénètre dans le péritoine que l'on
ouvre dans toute l'étendue de la plaie ; on aperçoit
le bord gauche du foie, au-dessous de l'estomac que
l'on attire avec une pince. L'opération continue sans
anesthésie nouvelle, et la fixation à la paroi abdominale, la création d'une fistule, les multiples
plans de suture que l'on superpose se font sans
provoquer la moindre souffrance. La cocaïne est

d'autant plus indiquée que cette opération, à tort, selon nous, se pratique trop souvent lorsque le cancéreux en est arrivé aux derniers degrés de la cachexie. On lui évite le choc chloroformique et les vomissements qui, dans l'espèce, troubleraient l'opération.

La *laparotomie*, elle-même, est du domaine de la cocaïne, et la pénétration dans le ventre par la ligne blanche est même autrement facile que ces laparotomies latérales dont nous avons parlé : la paroi abdominale est, dans ces derniers cas, composée de couches plus nombreuses, doublée de muscles épais que l'on ne retrouve pas, au grand bénéfice de l'anesthésie locale, dans la laparotomie sus et sous-ombilicale au niveau de la ligne blanche.

Mais, d'ordinaire, la laparotomie n'est que le premier temps d'une opération plus complexe : suture ou résection d'intestin, intervention sur le rein, la rate, surtout ablation des organes génitaux de la femme. Dans ces cas, nous l'avons dit ailleurs, l'anesthésie cocaïnique n'est pas suffisante et nous avons recours au chloroforme : le champ où l'on doit manœuvrer devient trop étendu, les lésions sont trop profondément cachées pour que le chirurgien puisse évoluer à son aise et sans provoquer de douleurs, d'autant que, il ne faut pas l'oublier, le péritoine enflammé est très sensible. Aussi ne recommandons-nous la cocaïne que lorsque la laparotomie est à peu près toute l'opération ; dans l'ascite tuberculeuse, par exemple, et pour les kystes de l'ovaire simples.

Dans l'*ascite tuberculeuse*, il suffit d'ouvrir le ventre, sur la ligne médiane, assez pour évacuer le liquide, inspecter les anses, laver la cavité ou essuyer le péritoine pariétal et les intestins avec des tampons aseptiques. On fera donc, de l'ombilic au pubis, une traînée analgésique, d'abord dans l'épaisseur du derme ; puis la peau est sectionnée sur la ligne médiane, à l'union des aponévroses du côté droit avec celles du côté gauche. La peau est plus sensible que le tissu fibreux ; cependant, il faut faire une injection continue dans les aponévroses pour que leur incision ne soit pas douloureuse.

Les *kystes de l'ovaire libres, sans adhérences*, s'extirpent à la cocaïne avec la plus grande facilité. D'autant que l'incision cutanée n'a pas besoin d'avoir une grande ampleur, et, dans plus de douze cas, l'anesthésie locale nous a donné toute satisfaction. Le seul reproche, c'est que le diagnostic n'est pas facile ; on a cru à une poche unique, on en a plusieurs ; on a lieu de supposer qu'il n'y a pas d'adhérences et voici que, le ventre ouvert, on trouve la paroi du kyste fusionnée au péritoine

pariétal, attachée à l'épiploon et aux anses intestinales : dans trois interventions, où nous pensions
la cocaïne indiquée, nous avons essuyé cette mésaventure.

Mais ce contre-temps n'est pas grave : dans ces
trois cas, nous avons administré le chloroforme, et
cela sans être forcé d'interrompre l'opération. Dès
le début de notre pratique, nous avons appris la
rapidité avec laquelle le sommeil vient alors sans
phénomène d'excitation, et l'on passe de l'une à
l'autre anesthésie si simplement que nous nous
étions demandé, et que depuis des médecins lyon-
nais se sont demandé avec nous, si quelques injections de cocaïne ne seraient pas recommandables
avant toute chloroformisation.

Lorsque le kyste de l'ovaire est simple, sans
complication, sans adhérence, l'anesthésie cocaïnique suffit, quel que soit le volume de la tumeur.
Voici un exemple cité déjà dans nos *Cliniques chirurgicales de la Pitié* : Une femme de la Charente
portait une tumeur ovarique qui remontait de
quatre travers de doigt au-dessus de l'ombilic : la
poche, fluctuante, probablement uniloculaire, me
paraissait être de celles où la cocaïne peut réussir.
Je fais une traînée analgésique de douze centimètres au-dessus du pubis ; j'incise la peau, le tissu
cellulaire sous-cutané et un panicule graisseux
épais ; une deuxième ligne anesthésique est poussée
dans la ligne blanche et j'arrive sur le péritoine ;

la poche est mise à nu; je la vide d'un trait; puis je l'attire au dehors et avec elle le pédicule dans lequel je pousse, avec précaution, pour éviter de l'injecter dans les veines, le contenu d'une seringue; je passe mon fil, j'étreins le pédicule et je le coupe. Il ne me restait plus qu'à fermer le ventre.

La douleur avait fait totalement défaut : l'opération était finie que la malade ne la croyait même pas commencée. La peau, l'aponévrose avaient été coupées sans qu'aucun mouvement vînt trahir l'impression causée par l'instrument tranchant. Il en fut de même du péritoine; cependant, une fois incisé, lorsque nous le saisîmes entre les mors d'une pince, une légère sensation de souffrance fut perçue; de même, lors de la striction du pédicule, et ce fut tout. L'opérée ne cessa de causer pendant l'intervention; elle n'eut pas le moindre choc opératoire, pas la plus légère réaction, rien ne vint troubler son équilibre physiologique; dès le soir, elle rendait des gaz par l'anus et voulait manger le lendemain. Les ovariotomies de ce genre ont beau être parmi les plus innocentes des interventions, je n'en ai jamais vu dont les suites fussent aussi simples et aussi satisfaisantes. La somme de cocaïne injectée fut de 15 centigrammes.

Je pourrais citer une douzaine de faits de ce genre. Dans l'un, la tumeur remontait jusque sous le diaphragme. Il s'agissait, non d'un kyste, mais de deux kystes para-ovariens; la première poche fut vidée, puis tirée au dehors ; vint ensuite la seconde et les deux pédicules avaient la largeur des ligaments larges dans l'épaisseur desquels l'une et l'autre s'étaient développées ; après l'anesthésie cocaïnique par injection traçante, leur striction et leur section furent faites sans que l'opérée en éprouvât la moindre douleur. Ici encore, pas le plus léger choc, et la guérison fut particulièrement rapide.

L'opération de la *hernie étranglée* est le triomphe de la cocaïne ; elle est l'anesthésique de choix et il faut des circonstances particulières, volume excessif, adhérences étendues, complications probables, pour préférer le chloroforme. L'étranglement a pour conséquence fréquente des hyperémies des poumons, et le chloroforme n'est pas alors sans grand inconvénient. Puis, la kélotomie est une opération d'urgence ; on intervient où l'on peut et comme on peut, et, avec la cocaïne, pas n'est besoin, comme avec le chloroforme, d'un aide expert pour l'anesthésie.

Nous avons pratiqué la kélotomie à la cocaïne pour l'étranglement des hernies *ombilicales*, des hernies *crurales* et des hernies *inguinales*. Quoique l'intervention ne soit pas absolument semblable, bien des temps se confondent avec ceux de la cure radicale de la hernie. Aussi nous contenterons-nous de décrire la technique que nous suivons

FIG. 34. — ANALGÉSIE POUR LA CURE RADICALE
DE LA HERNIE INGUINALE.

La figure montre la région iliaque gauche, l'épine iliaque antérieure
et supérieure, la ligne de la hanche, l'arcade de Fallope et une vague

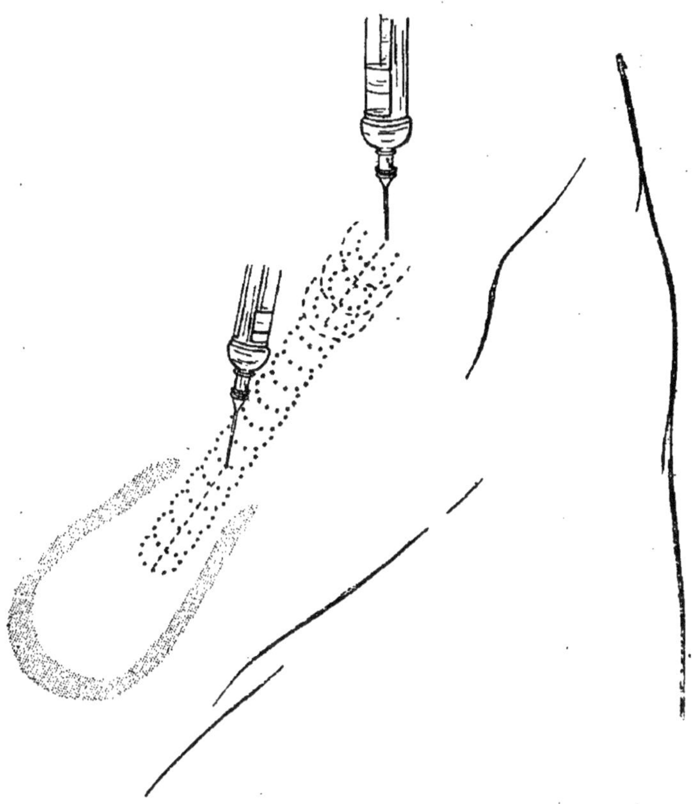

bosselure qui simule la hernie émergeant du trajet inguinal. Sur la
future ligne d'incision on aperçoit deux pointillés; l'un, étroit, que
termine l'aiguille inférieure; ce pointillé étroit représente notre traînée
analgésique intra-dermique; l'autre pointillé, plus large, que commence seulement notre aiguille supérieure qui chemine non dans la
peau comme la précédente, mais dans le tissu cellulaire sous-cutané.

pour la *cure radicale de la hernie inguinale* de moyen volume.

Je fais d'abord, dans la peau, et selon les règles connues, une traînée analgésique longue de 8 centimètres environ. Puis j'en fais une seconde dans le tissu cellulaire sous-cutané et abondant surtout aux environs de l'orifice inguinal externe. Là, en effet, existent de nombreuses veines et des nerfs, dont la section, sans la cocaïne, provoquerait quelque douleur. Je coupe nettement les téguments, le tissu cellulaire et la graisse jusqu'à l'aponévrose du grand oblique; je reconnais l'orifice externe du trajet inguinal et le sac herniaire; j'insinue l'aiguille sous l'aponévrose, dans les muscles petit, oblique et transverse; j'anesthésie cette deuxième couche; puis avant de sectionner jusqu'à l'orifice interne du trajet inguinal, je pousse le long du cordon, à son émergence du trajet inguinal, et aussi bien à droite qu'à gauche, le contenu d'une seringue de liquide analgésique.

Je prends les ciseaux, et, soulevant le sac, je l'isole, en disséquant « au plus près », de façon à ne conserver qu'un mince feuillet de la séreuse; on évite ainsi d'ouvrir les vaisseaux du cordon et le canal déférent; si, en certains points, il existe des adhérences dont la dissection serait douloureuse, — ce cas est rare, — on injecte, à leur niveau, un peu de cocaïne. Lorsque le sac est isolé jusqu'en haut, on peut injecter dans son intérieur, et avant

Même région que dans la figure précédente. La peau et le tissu
cellulaire insensibi'isés sont déjà incisés et les lèvres en sont maintenues par deux écarteurs. On voit l'aponévrose du grand oblique
mise à nu et, en bas, l'orifice du trajet inguinal par où le sac de la

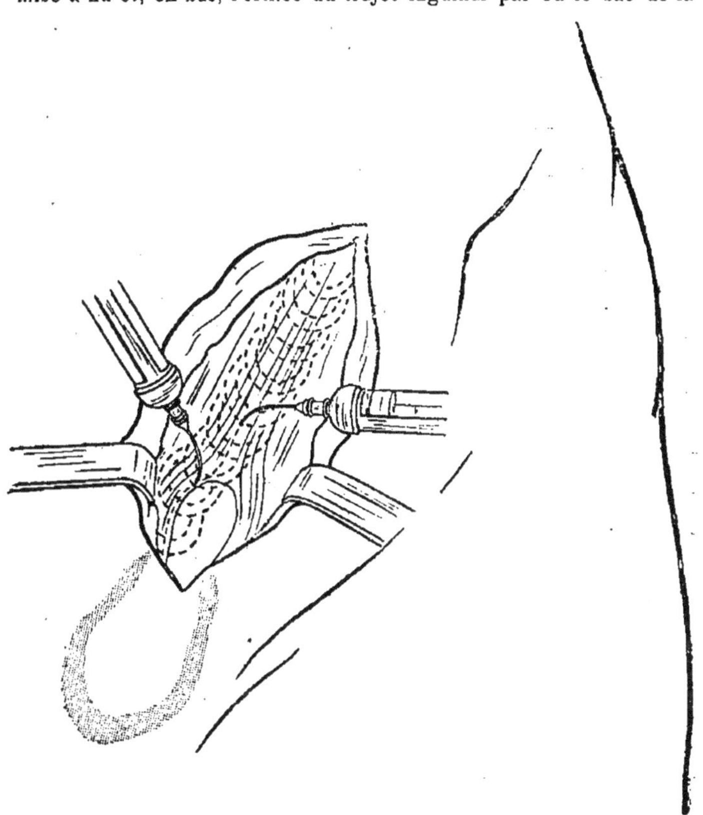

hernie émerge des parties profondes pour devenir sous-cutané. L'aiguille supérieure, insinuée entre l'aponévrose et les muscles, chemine
de haut en bas et insensibilise cette aponévrose et ces muscles qui
seront incisés; l'aiguille inférieure, insinuée en dedans du collet du
sac, insensibilise ce côté gauche profondément. L'aiguille pénétrera
après en dehors du collet du sac pour insensibiliser ce côté externe
comme il a insensibilisé l'interne. Cette double manœuvre absolument
nécessaire et assez délicate, car il ne faut pas faire pénétrer l'aiguille
dans les veines du cordon, abondantes en dehors et en arrière de la
hernie.

11.

de l'ouvrir, le contenu d'une ou de deux seringues pour anesthésier le péritoine, l'épiploon et les anses intestinales ; le sac est incisé, essuyé avec des tampons aseptiques, l'intestin est reconnu intact et l'on en pratique la réduction. Je lie le sac, puis je le résèque au-dessous du lien. Il ne nous reste plus qu'à dégager la face profonde de l'arcade de Fallope d'une part, les fibres du tendon conjoint d'autre part, et à les suturer à la manière de Bassini. Puis on coud l'aponévrose du grand oblique, on coud la peau ; l'opération est terminée.

Nous venons de décrire là aussi bien l'opération de la kélotomie pour hernie inguinale étranglée que la *cure radicale* par la méthode de Bassini. Cette intervention est complexe, et de nos collègues des hôpitaux de Paris, je ne connais guère que Chaput qui l'aborde sous l'analgésie cocaïnique ; je dirai cependant que la cocaïne est l'anesthésique de choix et que j'y ai recours dans tous les cas simples ; il faudrait un volume exagéré de la tumeur, la crainte de quelque complication, hernie sans sac par glissement du gros intestin, pour que je m'adresse au chloroforme ; mais il ne faut pas craindre d'employer une grande quantité d'alcaloïde, quatre seringues dans l'épaisseur de la peau, quatre seringues dans le tissu cellulaire sous-cutané, quatre seringues dans l'aponévrose du grand oblique et dans les muscles sous-jacent, deux ou trois autour du collet du sac en tout 14,

15, 16 centigrammes, 18 chez les personnes grasses, à tumeurs volumineuses, et l'intervention sera absolument indolore.

L'opération peut durer longtemps sans que l'analgésie disparaisse. En général, lorsque, l'intervention terminée, on pratique la suture de la peau, elle se fait sans douleur, bien qu'une demi-heure à peu près se soit écoulée depuis la première injection. Une fois, et pour un triple sac à diverticules superposés, c'est au bout d'une heure seulement que j'ai passé l'aiguille de Reverdin pour unir les lèvres de la plaie tégumentaire; à chaque piqûre, le patient sentait l'instrument perforer la peau, mais sans en éprouver de souffrance. Jamais, dans aucune de mes opérations, qu'elle qu'en fût la durée, je n'ai dû insensibiliser à nouveau les tissus.

La cure radicale de la *hernie ombilicale*, pour peu que son volume soit médiocre, est des plus simples. Traînée analgésique sur la ligne médiane au-dessus et au-dessous de l'ombilic, au niveau duquel la ligne bifurque pour circonscrire cette cicatrice congénitale que l'on excisera plus ou moins largement suivant que la peau en est plus ou moins distendue; au-dessous, on trouve le sac qu'on dissèque, on en extirpe l'épiploon, on en suture le collet par des points séparés ou par un fil circulaire et l'on résèque. Il reste à reconstituer les parois; les

Fig. 36. — Analgésie pour la création
d'un anus artificiel iliaque

La figure nous montre une région iliaque gauche, l'épine iliaque
antérieure et supérieure, l'arcade de Fallope. La seringue inférieure

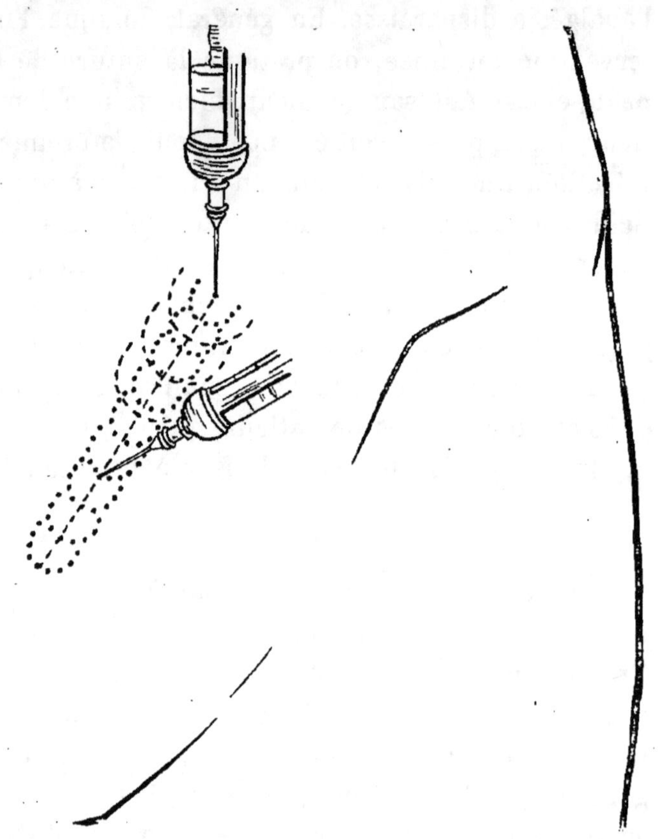

qui chemine dans l'épaisseur du derme, termine la traînée analgésique superficielle, marquée, sur le dessin par un pointillé étroit; la
seringue supérieure qui a traversé la peau, en tissu déjà insensible,
promène son aiguille dans le tissu cellulaire sous-cutané qu'elle analgésie. Cette deuxième traînée, dont il n'existe encore que la moitié
supérieure, est marquée, sur le dessin, par un pointillé plus large.

gaines musculaires à droite et à gauche de l'incision ont été anesthésiées par quelques injections, aussi peut-on faire à leur niveau deux ou trois plans de suture superposés de façon à constituer un faisceau résistant de muscles et de tissus fibreux.

Lorsque la hernie ombilicale est très volumineuse et chez des personnes obèses, ce qui est le cas le plus habituel, l'analgésie cocaïnique devient très délicate parce que le champ opératoire est considérable. Néanmoins il y a un tel intérêt à éviter l'anesthésie générale par le chloroforme ou l'éther, qui pourrait irriter le poumon, provoquer la broncho-pneumonie ou « choquer » le cœur, que nous conseillons la cocaïne quand même. Du reste la solution à 1/2 p. 100 facilite beaucoup la tâche et, grâce à la masse analgésiante abondante que donne l'abaissement du titre de la solution, on pourra réséquer, sans douleur, de grands lambeaux de peau et insensibiliser les nombreux diverticules qui se sont creusés, sous les téguments et le péritoine, les intestins et l'épiploon.

Nous ne décrirons pas le manuel opératoire de la *cure radicale* de la *hernie crurale*, on le prévoit : traînée analgésique soit verticale, soit transversale sur la tumeur; isolement du sac ; injections prudentes en haut, dans l'arcade de Fallope et dans les muscles transverses et petit oblique qui s'y insèrent, puis dans l'aponévrose du pectiné et dans

le muscle lui-même ; ouverture du sac ; réduction
de l'intestin ; oblitération par sutures entre l'arcade

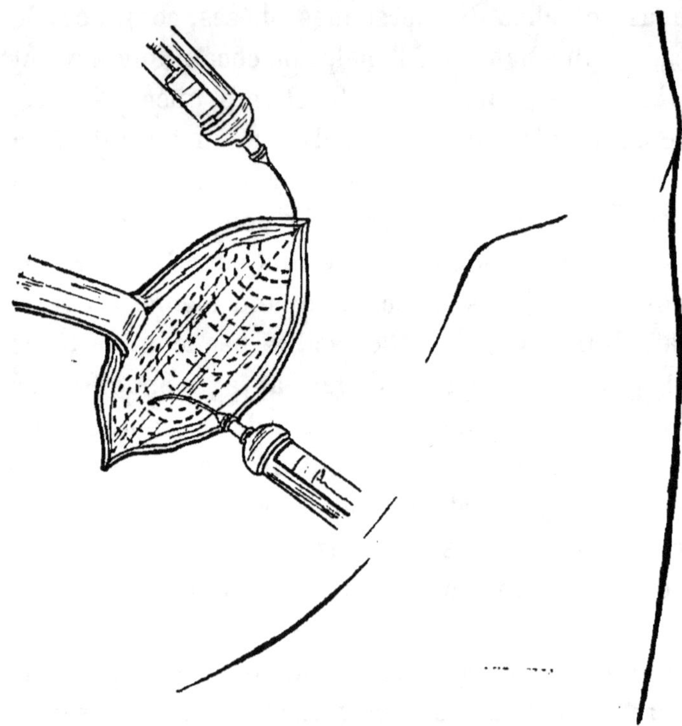

FIG. 37. — ANALGÉSIE POUR LA CRÉATION
D'UN ANUS ARTIFICIEL ILIAQUE

Région iliaque gauche ; épine iliaque antérieure et supérieure ; pli
de l'aine et racine de la cuisse. La peau, insensibilisée, est déjà
ncisée, et un écarteur maintient le bord interne de la diérèse. L'aponévrose du grand oblique est à nu ; l'aiguille courbe de la seringue
supérieure a traversé l'aponévrose et chemine, au-dessous de cette
aponévrose, dans l'épaisseur des muscles petit oblique et transverse.
L'aiguille de la seringue inférieure achève l'insensibilisation de cette
couche profonde. L'opérateur n'aura plus qu'à inciser l'aponévrose
d'un coup de bistouri, écarter les fibres musculaires, faire une bou-
tonnière au péritoine et fixer une anse de l'S iliaque au dehors.

de Fallope et l'aponévrose pectinéale. Mais on sait les variantes nombreuses de ce dernier temps. Aussi n'insistons pas sur une technique qui diffère suivant le procédé de cure radicale.

C'est à la cocaïne que j'ai recours pour la création d'un *anus iliaque*. Traînée analgésique de 7 centimètres à deux travers de doigt au-dessus de l'arcade crurale et parallèlement à cette arcade ; son extrémité s'arrête à 3 centimètres environ en dedans de l'épine iliaque antérieure et supérieure ; la peau est sectionnée et l'on voit les fibres brillantes de l'aponévrose du grand oblique : on insinue au-dessous l'aiguille et l'on pousse le contenu de deux ou trois seringues dans les muscles petit oblique et transverse ; on coupe l'aponévrose, on coupe les muscles, — dont on pourrait aussi bien dissocier les fibres pour essayer de créer une sorte de sphincter, — et on arrive sur le péritoine que l'on incise. Presque toujours un appendice épiploïque sort par l'orifice et trahit l'S iliaque dont on attire une anse au dehors. Je me contente alors de traverser le méso de cette anse par une baguette rigide qui s'opposera à sa réduction dans le ventre, et l'opération est terminée.

En effet, des adhérences se formeront entre cette anse herniée et le pourtour de l'incision du péritoine pariétal, au travers de laquelle elle passe. Au bout de trois ou quatre jours ces adhérences sont suffisantes pour s'opposer à la filtration des matières de l'extérieur dans la cavité péritonéale ;

FIG. 38. — ANALGÉSIE POUR L'OPÉRATION DE L'APPENDICITE

Dans cette figure nous voyons, sous la peau insensibilisée et déjà incisée, et dont les lèvres sont écartées, l'aponévrose du muscle grand

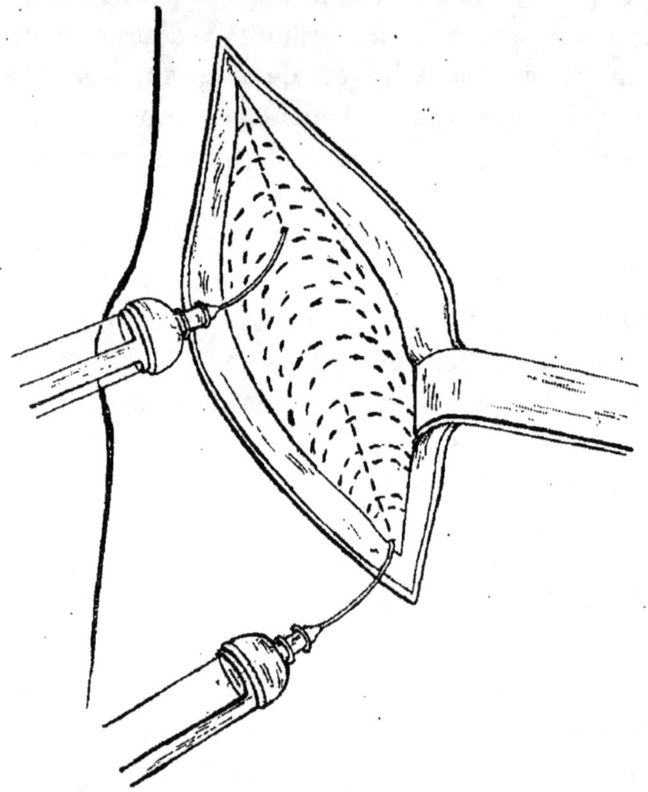

oblique. La seringue d'en bas est munie d'une aiguille courbe, qui a percé l'aponévrose sous laquelle elle chemine, verse les ondes cocaïniques marquées par un pointillé. L'aiguille d'en haut, qui a déjà analgésié le tiers moyen, analgésie le tiers supérieur de telle sorte que toute l'aponévrose, visible dans le champ opératoire et la couche superficielle des muscles sous-jacents, est insensibilisée.

une inoculation de la séreuse n'est plus à craindre
et l'on peut ouvrir au thermocautère l'S iliaque

Fig. 39. — Analgésie pour l'opération de l'appendicite

Cette seconde figure nous montre la peau et l'aponévrose du grand
oblique incisées déjà et relevées par des pinces. La seringue d'en bas

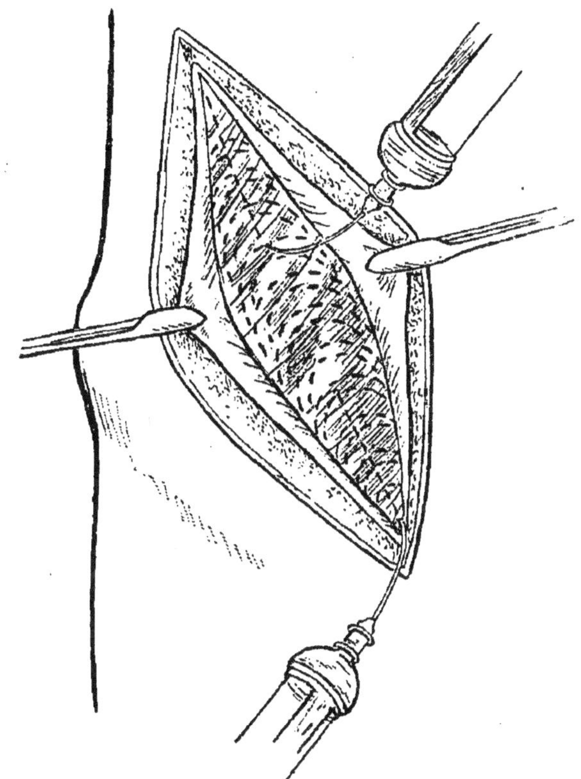

munie d'une aiguille courbe qui a pénétré dans les couches musculaires sous-jacentes au milieu desquelles elle chemine en versant des
ondes cocaïniques marquées par un pointillé concentrique. L'analgésie
des trois couches — peau, aponévrose, muscles — est terminée et le
bistouri pourra inciser les tissus sans provoquer de douleurs jusqu'au
péritoine pariétal inclus.

saillante au dehors. Puis, cinq ou six jours plus tard, au neuvième ou dixième jour, je sectionne l'anse herniée en travers et j'ai alors deux orifices, l'un inférieur par où l'on peut faire la vidange du rectum, l'autre supérieur, second anus par où se vide l'intestin. C'est là notre procédé en deux temps, dérivé du procédé de Maydl. Quelques minutes suffisent pour le pratiquer. Mais s'il y avait urgence à donner issue aux matières fécales, il faudrait recourir aux vieilles méthodes et suturer l'intestin au péritoine pariétal, afin de fermer tout de suite et mécaniquement la cavité de la séreuse.

L'extirpation de l'appendice à froid, l'*appendicectomie*, se pratique très simplement sous l'analgésie cocaïnique. Nous avons recours à l'incision de Roux, 6 centimètres au-dessus, 6 centimètres au-dessous de l'épine iliaque antérieure et supérieure, et c'est là que nous faisons notre traînée analgésique dans le derme avec 2 ou 3 centigrammes. L'aponévrose du grand oblique est mise à nu; nous faisons sous elle une double et abondante injection l'une sous aponévrotique, l'autre pré-péritonéale; on incise à petits coups, on arrive sur le péritoine que l'on ouvre; on reconnaît le cæcum, on cherche son extrémité inférieure, l'insertion de l'appendice qu'on ligature et qu'on extirpe. On referme le ventre avec ou sans drainage. Chez les adultes la cocaïne est l'anesthésique de choix lorsque le foyer, bien refroidi, permet de trouver l'appendice sans avoir d'adhérences à détruire. Mais s'il existe encore des vestiges inflammatoires, des adhérences, les recherches dans le péritoine enflammé seraient douloureuses; le chloroforme est préférable.

GROUPE VII

OPÉRATIONS SUR LA RÉGION ANO-RECTALE

Dilatation anale; fissure à l'anus; hémorrhoïdes; fistules; cancer de la marge.

Les partisans, bien rares à cette heure, de la rachicocaïnisation, considèrent la méthode des injections sous-arachnoïdiennes comme surtout indiquée dans les interventions, qui ont pour siège les organes génitaux de l'homme et la région anale. Mais nous obtenons de tels succès avec l'analgésie localisée que nous n'avons jamais compris qu'on s'exposât aux dangers et aux accidents de la méthode de Bier là où, sans accident et sans danger, la méthode française suffisait amplement.

Commençons par la *dilatation anale*. On y a recours pour guérir les *fissures à l'anus* ou les *hémorroïdes*; mais, dans ce dernier cas, la dilatation peut ne pas suffire; il est parfois nécessaire d'y ajouter l'ablation du bourrelet variqueux, et, dans l'une et l'autre alternative, l'analgésie cocaïnique nous a donné les plus merveilleux résultats.

FIG. 40. — ANALGÉSIE DE LA RÉGION ANO-RECTALE

1er temps : insensibilisation de la muqueuse. Cette figure représente la série des tamponnets que l'on imbibera de solution cocaïnique

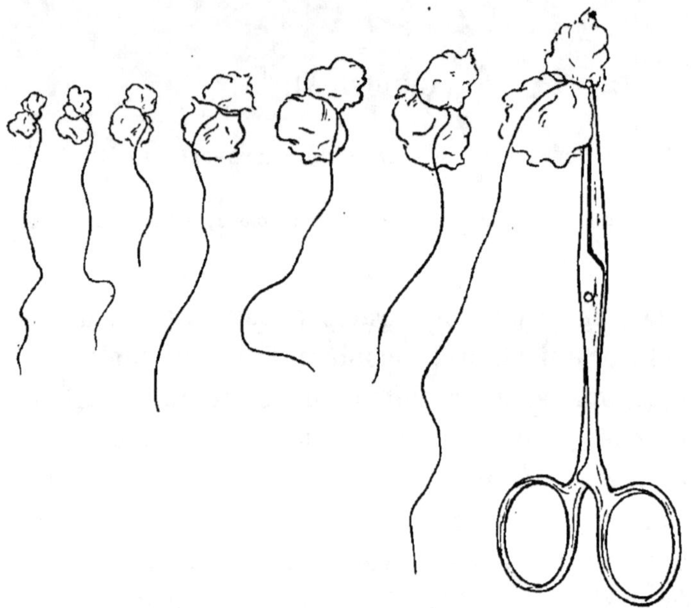

avant de les introduire dans le trajet anal; on commence par introduire le plus petit. Nous voyons comment la pince les saisit pour leur faire franchir l'orifice anal; on met le plus petit bout en avant. Le fil qui les étreint servira à retirer le tamponnet lorsque l'analgésie sera obtenue.

Le patient peut être mis en position classique, couché sur le côté, le membre inférieur de ce côté étendu, le membre inférieur du côté opposé fortement fléchi sur le bassin; le périnée est, de ce fait, exposé, pour ainsi dire, bien en vue, presque saillant, ou du moins peu enfoui dans la rainure inter-

FIG. 41. — ANALGÉSIE DE LA RÉGION ANO-RECTALE

1er temps : analgésie de la muqueuse. Le patient est dans la position de la taille. Les mains d'un aide, l'une à droite, l'autre à gauche

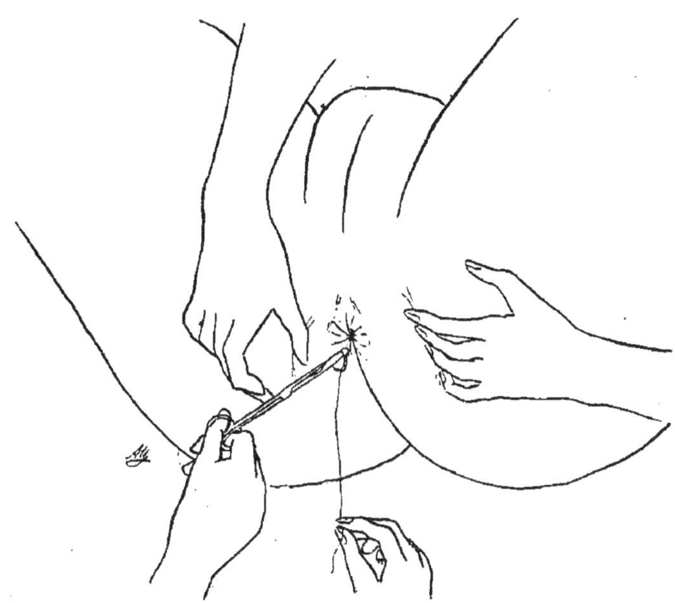

de la rainure interfessière, tirent sur la peau de façon à faire saill:r l'anus et à l'entr'ouvrir. Le chirurgien, lui, tient une pince au bout de laquelle est fixé un petit tamponnet imbibé par la solution de cocaïne. Et tandis que le patient « pousse » comme s'il voulait aller à la selle, on met le tamponnet dans l'anus qui, grâce aux mains des aides, à l'effort du patient, est légèrement entr'ouvert. Alors, le patient cesse de pousser et le tamponnet est, pour ainsi dire « dégluti » « absorbé » par l'anus dans lequel la pince le dirige jusqu'à l'ampoule rectale. Après ce premier tamponnet, on en met un deuxième de la même manière, puis un troisième ; ils sont de plus en plus gros, mais pénètrent cependant de plus en plus facilement car, sous l'action de la cocaïne, la contracture du sphincter cède peu à peu.

fessière. Cependant nous préférons la position dite
de la taille ; l'opérateur, assis en face de la région
où il intervient, me paraît être plus commodément.
La région anale est rasée, lavée à l'eau chaude, et
l'on se prépare à pratiquer l'anesthésie. Celle-ci
comprend trois temps : l'analgésie de la muqueuse
anale, l'analgésie de la peau marginale, l'analgésie
du muscle sphincter.

Et d'abord l'analgésie de la muqueuse : pour
l'obtenir on introduit avec une pince un tamponnet
de ouate hydrophile ; il est gros comme un petit
pois, imbibé dans la solution de cocaïne et muni
d'un fil qui permettra de le retirer. Il est poussé,
peu à peu, dans le trajet sphinctérien, tandis que
les mains des aides, par des tractions sur la peau
des fesses, étalent les plis de l'orifice anal et le
dilatent ; l'opéré aide aussi à la pénétration en
« poussant » comme s'il voulait aller à la garde-
robe, de telle sorte que le tamponnet est pour ainsi
dire « dégluti » par la muqueuse, lorsque celle-ci
rentre après l'effort. Une légère pression sur la
pince suffit pour le pousser dans l'ampoule rectale ; là on l'abandonne et on retire lentement la
pince. Puis, de la même manière, avec les mêmes
précautions, on introduit un deuxième tamponnet,
un peu plus gros que le premier, et bientôt ce trajet
est assez insensible et assez relâché pour qu'on
puisse y introduire des tampons, gros cette fois
comme une noisette et munis eux aussi d'un fil

pour les retirer facilement. Aucun de ces tampons
ne reste dans le trajet sphinctérien, mais, outre

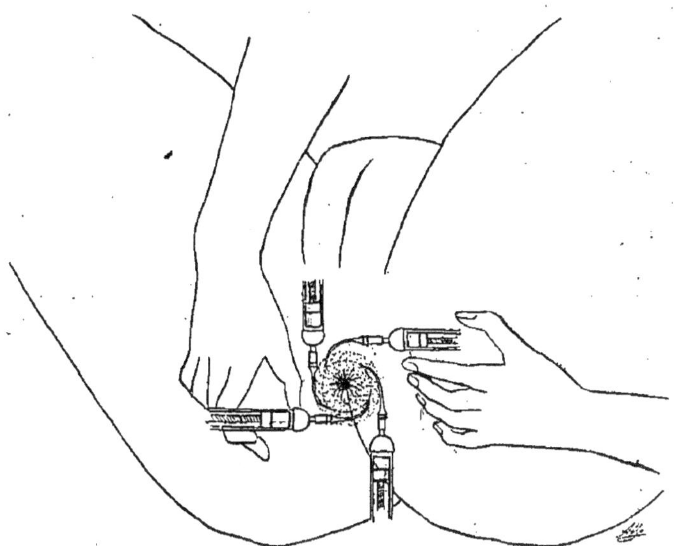

FIG. 42. — ANALGÉSIE DE LA RÉGION ANO-RECTALE

2ᵉ temps : analgésie de la marge anale. Les deux mains de l'aide
écartent toujours les fesses pour faire saillir la région ; le patient
pousse aussi comme pour aller à la selle, et la muqueuse, déjà insen-

sible, saille un peu au dehors ; on enfonce alors en haut, dans cette
muqueuse insensible, l'aiguille courbe de la première seringue, et
l'on presse sur le piston : l'injection commence et l'aiguille chemine
de droite à gauche et de haut en bas, sous la peau marginale qu'elle
analgésie dans un quart de sa circonférence ; l'aiguille est retirée, la
seringue rechargée et, en amont du point où va cesser la traînée
analgésique, on enfonce une deuxième fois l'aiguille qui chemine
d'abord de haut en bas, puis un peu de gauche à droite, et le deuxième
quart de la circonférence sera ainsi analgésié ; une troisième fois,
puis une quatrième fois, l'aiguille sera plantée, cheminant maintenant
de bas en haut, puis finalement de droite à gauche, de façon à ce
que, en quatre ou cinq coups, l'aiguille ait déposé sur le pourtour de
l'orifice anal, sous la peau marginale, une traînée cocaïnique ininterrompue et circulaire, une couronne analgésique.

que ce trajet a été humecté de cocaïne par le passage des tampons, un peu de l'alcaloïde exprimé s'y insinue et en assure l'analgésie. Voilà pour l'insensibilisation de la muqueuse.

Il faut maintenant analgésier la peau marginale, et pour cela nous faisons une injection circonférentielle tout autour de l'orifice anal, injection poussée à peu près à la limite de la peau et de la muqueuse, mais empiétant plutôt sur la peau. Pour cela, nous plantons l'aiguille courbe dont nous avons donné le modèle, non dans le derme, mais dans la muqueuse déjà anesthésiée, afin que cette piqûre ne soit pas sentie ; puis on la ramène sous la peau, et on l'y fait cheminer, en poussant à mesure, la cocaïne qui anesthésie devant elle les tissus que l'aiguille va parcourir ; le contenu de la première seringue insensibilise le premier quart du trajet circonférentiel dont un aide déplisse la peau devant la pointe de l'aiguille afin que cette peau ne soit pas percée au niveau des plis. L'aiguille est retirée, puis replantée un peu en amont du point qu'elle quitte ; aussi pénètre-t-elle dans un tissu déjà anesthésié. Un deuxième quart de la circonférence est ainsi parcouru ; même manœuvre pour le troisième et le quatrième, et la peau marginale sur le pourtour de l'orifice se trouve ainsi insensibilisée par quatre ou cinq seringues de cocaïne.

Nous arrivons au troisième temps, l'analgésie du sphincter ; pour cela nous introduisons dans le tra-

jet l'index gauche protégé contre l'infection par un
doigtier en caoutchouc ; le doigt pénètre avec facilité,

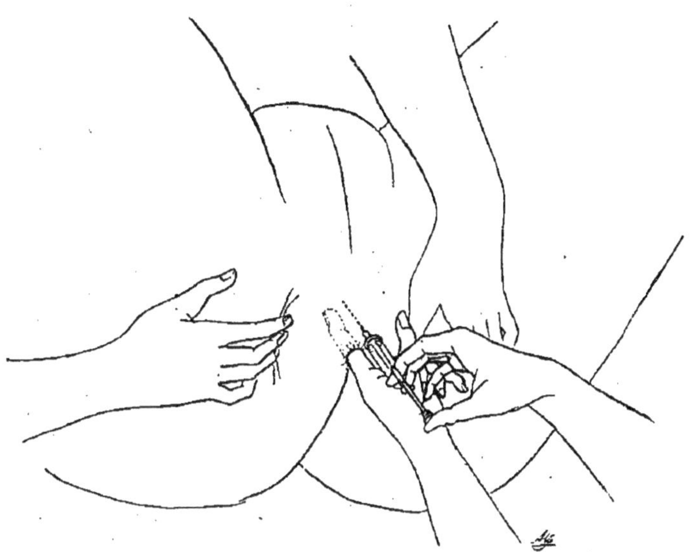

Fig. 43. — Analgésie de la région ano-rectale

3ᵉ temps : analgésie du sphincter. Déjà la muqueuse et la peau
marginale sont insensibilisées ; pour analgésier le sphincter, l'opérateur introduit l'index gauche dans l'anus déjà béant, puis, à travers
la peau marginale insensible, il pousse, perpendiculairement à sa surface, l'aiguille, et la fait cheminer grâce au doigt intra-rectal qui la
sent à travers la muqueuse, dans l'épaisseur du sphincter et de la
couche musculaire. Cette aiguille dépose ainsi une première traînée
de cocaïne, puis, par une nouvelle piqûre faite à 1 centimètre de la
première, une seconde traînée, puis une troisième, une quatrième,
une cinquième et une sixième ; ces six traînées se rejoignent l'une
l'autre par leurs bords, de sorte que la musculeuse ano-rectale contient
une nappe analgésiée.

car la muqueuse est anesthésiée et le muscle, con-
tracturé jusqu'alors, est devenu flasque ; l'orifice est

presque béant, bien que la dilatation mécanique n'ait pas commencé. Cet index, introduit dans l'anus, est là pour diriger l'aiguille que nous allons faire cheminer dans l'épaisseur des fibres musculaires du trajet anal; donc on pique, en dehors de l'orifice, l'aiguille perpendiculairement à la peau; elle pénètre sans provoquer la moindre douleur, puisque cette peau est insensibilisée ; puis on pousse l'aiguille et le piston de façon à progresser de bas en haut dans le sphincter, tout en versant entre ses fibres un petit jet de cocaïne; on pousse lentement le piston, de façon à ce que la seringue ne soit vide que lorsque l'aiguille est arrivée au bout de sa course, c'est-à-dire au niveau du bord supérieur du sphincter.

On retire l'aiguille, puis on la pique un peu plus loin, à un centimètre environ, et toujours sans provoquer de douleur, puisqu'elle pénètre dans les téguments insensibilisés par l'injection circonférentielle. Mêmes précautions que la première fois, même direction de bas en haut; d'ailleurs, l'aiguille est guidée par l'index resté dans l'anus, il la sent cheminer à travers les tissus et s'oppose à ce qu'elle fasse fausse route et perce la muqueuse ou quitte le sphincter. On fait ainsi, et en tout, six piqûres ascendantes, régulièrement espacées tout autour de l'orifice anal. Ces six piqûres ont déposé dans le sphincter 6 centigrammes d'alcaloïde en solution à 1/2 p. 100, c'est-à-dire 12 centimètres

cubes de liquide, qui, joints aux 4 centigrammes
de l'injection circonférentielle, font un total de
10 centigrammes. Mais, avec nos solutions à un
demi p. 100, nous ne craignons plus de dépasser
cette dose et d'atteindre 12 et 15 centigrammes.

Maintenant l'analgésie est faite; on lave alors de
nouveau et plus brutalement la région insensible,
puis on enlève, en tirant sur le fil qui les étreint,
les tampons de l'ampoule anale, et l'on peut prendre
le spéculum de Trélat qu'on introduit, fermé et
oint de vasseline, dans le sphincter déjà lâche et
sans résistance; c'est alors que peu à peu, sans
secousse, sans à-coups, par un mouvement progressif, on presse sur les branches du spéculum
qui s'ouvre et dilate le sphincter; bientôt la résistance s'accroît; on étreint les branches avec plus
d'énergie, mais avec la même lenteur, et pour que
l'opération soit régulière, il est bon de mettre trois
minutes avant que les deux valves du spéculum
soient écartées au maximum. On retire le spéculum
ouvert; on le ferme, on l'introduit de nouveau, de
façon que les valves s'ouvrent dans un sens per-
pendiculaire au premier, et cette fois-ci, plus rapidement, en une minute, environ.

La dilatation anale est finie, et l'opération est
complète, s'il ne s'agit que de fissure anale ou
d'hémorroïdes commençantes et sans bourrelet
persistant; mais si, le sphincter forcé, on voit sor-

tir, par l'anus béant, de grosses masses saignantes, des bourrelets turgescents, il faut compléter la dilatation par l'*extirpation des hémorroïdes*. D'ailleurs, cette opération est déjà préparée; il n'y a pas d'anesthésie spéciale pour elle et les applications de cocaïne que l'on a faites sur la muqueuse en introduisant les petits tampons et les injections circonférentielles autour de l'orifice anal suffisent : tous les tissus que va entamer l'instrument tranchant sont insensibilisés et le patient n'éprouvera pas la moindre douleur.

Que faire pour exciser les masses hémorroïdaires? La dilatation est faite, l'anus est béant; avec une pince de Kocher on saisit le point saillant du bourrelet, on tire et les varices s'étalent au dehors; au point où les hémorroïdes s'arrêtent, où la muqueuse commence à être saine, on met quelques pinces de Kocher à demeure, afin de ne pas perdre cette muqueuse qui remonterait vers l'ampoule après la section des paquets. Cette section est simple; avec un bistouri ou des ciseaux, on coupe la muqueuse tendue par la traction que l'on exerce sur la pince qui a saisi le bourrelet, on sectionne en plongeant avec les ciseaux ou le bistouri dans le tissu caverneux des hémorroïdes, puis, la masse une fois libérée du côté de la muqueuse, on attaque la peau, et le bourrelet ne tient plus dans la profondeur que par quelques tractus qu'on sectionne.

L'opération, telle que nous venons de la décrire,

n'a porté que sur l'une des moitiés de la masse : avant de s'attaquer à l'autre moitié que nous opérons de la même manière, nous faisons l'hémostase et la suture de cette première plaie. Avec une aiguille courbe, nous piquons la muqueuse ramenée par nos pinces à demeure ; nous la piquons à un bon demi-centimètre du bord sectionné afin que le catgut ne la coupe pas et nous faisons cheminer l'aiguille vers la peau, mais toujours cachée sous les tissus, de telle sorte que le fil que l'on passe et que l'on serre, non seulement juxtapose la muqueuse à la peau pour assurer la cicatrisation, mais oblitère aussi les vaisseaux compris dans la tranche, et tarisse leur écoulement. Les catguts sont ainsi placés — je dis catgut et non crin de Florence — à 4 ou 5 millimètres les uns des autres, plus rapprochés même si le besoin de l'hémostase l'exige. Il ne reste plus qu'à attaquer le bourrelet du côté opposé, à le suturer suivant les mêmes procédés et l'opération est terminée.

Nous faisons la suture non à la soie ou au crin de Florence, mais au catgut. Et nous insistons sur ce petit point que nous avons introduit dans la pratique et qui rend de grands services : le catgut se résorbe, tandis qu'il n'en est pas de même de la soie ou du crin de Florence qu'il faudrait enlever lorsque la réunion de la muqueuse à la peau est acquise, ce qui serait fort douloureux. Le pansement consiste à mettre, dans le trajet sphinctérien,

un petit tube entouré de gaze iodoformée ointe de
pommade antiseptique, et le tout est maintenu
par quelques tampons de ouate et un bandage
en T.

Ajoutons que le malade aura été purgé la veille
avec 45 grammes de sel de Sedlitz et que, dès le
jour de l'opération, il sera constipé par l'absorption quotidienne de 5 à 10 centigrammes d'extrait
thébaïque. Dès la fin du septième jour, une purga-
tion est donnée et la débâcle entraîne le pansement. Si, avant ce temps, les tampons et la ouate
sentent mauvais, j'enlève le bandage, je soumets
la région à une pulvérisation phéniquée faible avec
la marmite de Championnière ; je supprime le tampon, et, pour tout pansement, j'applique, sur la
région, une pommade antiseptique.

Telle est l'opération que je propose pour la cure
des hémorroïdes, et je ne crois pas qu'il en soit de
meilleure ; j'y ai recours depuis bien des années et
elle ne m'a donné que des succès sans aucun accident, opératoire ou autre, méritant d'être signalé.
Les résultats lointains sont excellents et je n'ai
jamais observé de récidives ; or j'ai suivi nombre
de mes malades de la clientèle privée.

Cette technique est bien mienne par les trois points
suivants : mon mode d'anesthésie, délicate sans
doute, mais qui n'entraîne pas les dangers, les accidents et les malaises de la chloroformisation ou
des injections sous-arachnoïdiennes ; la manière si

simple dont j'enlève les bourrelets hémorroïdaires, et eux seuls, laissant, lorsqu'il en existe, des
ponts de muqueuse saine non soulevée par des varices ; ma façon de pratiquer à la fois l'hémostase
et la suture ; enfin l'emploi du catgut qui supprime
à mes opérés une souffrance inutile.

Je serai bref sur les *fistules anales*. Je n'ai recours à la cocaïne que pour les fistules à trajet
unique, les plus fréquentes d'ailleurs, et lorsque
les phénomènes inflammatoires se sont apaisés
autour du trajet canaliculaire. On commence par
anesthésier la muqueuse comme nous l'avons indiqué plus haut, — premier temps de l'analgésie pour
fissure anale et hémorroïdes, — introduction au
travers de l'anus d'un tampon, gros comme un
pois, de ouate hydrophile, imbibée dans la cocaïne ;
puis un deuxième un peu plus gros ; puis un troisième ; on détermine le point où la fistule s'ouvre
à l'extérieur et, autour, on fait une injection de
cocaïne ; on en fait une autre dans le pont cutané
qui va de l'orifice à la muqueuse et enfin une dernière, profondément, le long du trajet présumé de
la fistule, mais en dehors de cette fistule ; en un
mot, on circonscrit d'une zone analgésiée tous les
tissus qui entourent la fistule. On enfonce alors
la sonde cannelée que l'on fait ressortir par l'orifice muqueux de la fistule, ou mieux au point le
plus élevé du décollement de cette muqueuse que

l'on perfore; on saisit avec le doigt le bec de la sonde cannelée, on l'attire à l'extérieur et l'on coupe au thermocautère le pont de tissus chargé sur la sonde. Il reste à cautériser le trajet calleux de la fistule ainsi mis à nu, et cette cautérisation se fait sans douleur.

Nous avons enlevé trois fois des *cancers* de la région ano-rectale sous le couvert de l'analgésie cocaïnique. Mais il faut que la tumeur soit petite, bas située, à la marge de l'anus, et limitée au trajet sphinctérien. La technique est simple : anesthésie de la muqueuse du trajet sphinctérien et de l'ampoule rectale avec les petits tampons, selon le procédé indiqué plus haut, puis on saisit la tumeur avec une pince, on circonscrit la peau un peu en dehors de ses limites par une traînée analgésique et on enfonce profondément l'aiguille en dehors de la tumeur, à son insertion avec les tissus voisins ; on prend alors le bistouri et l'on extirpe la tumeur. Mais il est rare qu'un épithélioma se présente avec ces trois caractères indispensables pour une bonne analgésie locale dans cette région : tumeur petite, bien circonscrite et bas située.

GROUPE VIII

OPÉRATIONS SUR LES ORGANES GÉNITAUX DE L'HOMME

Végétations sur le prépuce et le gland. Paraphimosis et circoncision. Amputation de la verge. Varices péniennes. Urétrotomie interne. Urétrotomie externe. Résection du scrotum dans la varicocèle. Cure radicale d'hydrocèle. Kystes spermatiques et kystes du cordon. Castration. Épididectomie. Orchidopexie. Kystes dermoïdes canaliculaires du périnée.

On a proposé de pratiquer l'analgésie de la verge par la méthode régionale; mais il y a des difficultés sérieuses; l'organe est innervé par des nerfs superficiels qu'atteindrait seule une injection circonférentielle de solution cocaïnique poussée dans le tissu cellulaire sous-cutané, et les rameaux sous-fibreux ne seraient pas influencés. C'est donc à nos procédés habituels que nous aurons recours, et les résultats, d'ailleurs, en sont excellents.

Nous ne parlerons pas des *végétations*, papillomes du prépuce et du gland. Leur ablation peut se faire sans provoquer de douleur, pour peu qu'on applique sur la muqueuse une lame de ouate hydrophile imbibée de cocaïne; au bout de cinq ou six minutes l'anesthésie est suffisante. Lorsque les masses végétantes débordent la peau du prépuce, le simple contact de l'alcaloïde ne suffit plus et il faut, sous leur point d'implantation, injecter, dans la trame du derme une petite quantité

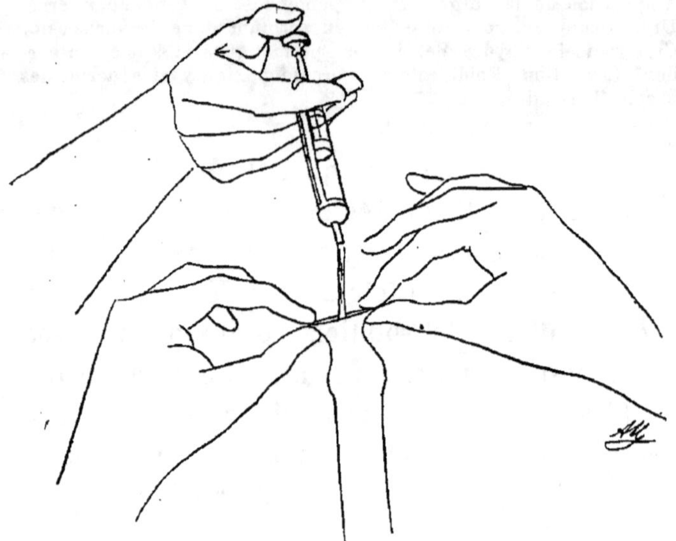

Fig. 44. — Analgésie pour la circoncision

Les deux mains d'un aide saisissent à droite et à gauche le prépuce,
l'élèvent en l'évasant de façon à le transformer en une petite cupule
où l'opérateur verse la solution cocaïnique contenue dans la seringue.
Malheureusement la muqueuse préputiale est, dans sa plus grande
étendue, étroitement appliquée contre la muqueuse du gland; le
liquide n'est donc pas au contact de ces deux muqueuses jusqu'à la
rainure balano-préputiale, et si l'on veut que le contact, et par conséquent l'insensibilisation, ait lieu, il faut pousser, par l'orifice préputial, de petits nuages de ouate hydrophile qu'une sonde cannelée
insinue entre les deux muqueuses, ou bien commencer l'incision antérieure que nous étudierons dans la figure qui suit; cette brèche suffit
pour « décalotter » le gland ; les deux muqueuses sont alors exposées
et il devient facile de recouvrir l'une et l'autre d'une lame de ouate
hydrophile imbibée de cocaïne.

de cocaïne. Si elles sont abondantes, on pourrait
alors faire au-dessous une sorte d'analgésie régio-

nale en injectant, à une certaine distance une
« bague » sous-cutanée de solution cocaïnique.

Comme dans la figure précédente, un aide tient de ses deux mains
le prépuce soulevé et évasé en cupule ; deux pinces pourraient avan-

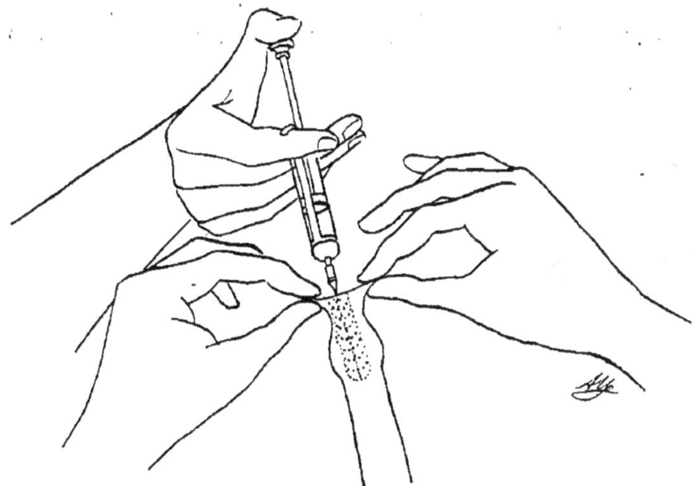

tageusement remplacer ces mains encombrantes ; l'opérateur plonge
alors la pointe de son aiguille sur le rebord du prépuce, dans sa portion supérieure ; il la fait cheminer d'avant en arrière jusque un peu
au delà de la rainure balano-préputiale, de façon à déposer une traînée
analgésique entre la peau et la muqueuse. Cette traînée est marquée
ici par le pointillé habituel ; c'est lui que suivront les ciseaux pour
inciser le prépuce et mettre le gland à nu.

La *circoncision*, lorsqu'on la pratique chez les
adolescents ou les adultes, se plie aux exigences
de l'analgésie locale. Mais l'opération, pour être
indolore, nécessite l'observance de quelques règles
délicates. D'abord il faut anesthésier la muqueuse ;

pour cela on introduit, par l'orifice étroit du prépuce, une certaine quantité de solution de cocaïne;
mais le liquide ne dépasse guère le pourtour du
méat à cause du contact du prépuce avec le gland.

FIG. 46. — ANALGÉSIE POUR LA CIRCONCISION

Ici l'incision dorsale est déjà pratiquée et il s'agit maintenant de
couper les deux « oreilles » pendantes de chaque côté du gland; on

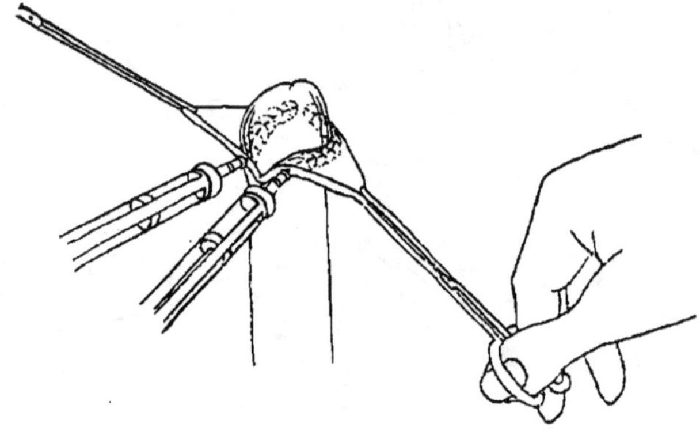

les soutient chacune avec une pince et puis, dans la tranche des
tissus, près de l'extrémité postérieure de l'incision dorsale, on introduit l'aiguille entre peau et muqueuse et l'on dépose une traînée
analgésique, en demi-tour d'hélice, qui vient aboutir, en haut et en
arrière, au niveau du pénis. Même manœuvre du côté opposé. On
peut voir, sur la figure, les deux seringues dont les deux aiguilles
ont déposé déjà la traînée cocaïnique entre la muqueuse et la peau.
Un coup de ciseau fera tomber ces deux oreilles.

Aussi, pour insensibiliser toute la muqueuse, on
introduira de petits nuages de ouate hydrophile
que l'on poussera jusqu'à la rainure balano-préputiale par un stylet ou une mince sonde cannelée, et
c'est ainsi que le liquide pourra baigner la muqueuse entière.

Nous saisissons le prépuce par son extrémité ;
nous tendons la peau de son bord antérieur, et, sur

Fig. 47. — Analgésie pour la circoncision

Cette quatrième figure montre un des temps les plus importants
de l'analgésie : l'insensibilisation du frein qu'il est nécessaire de

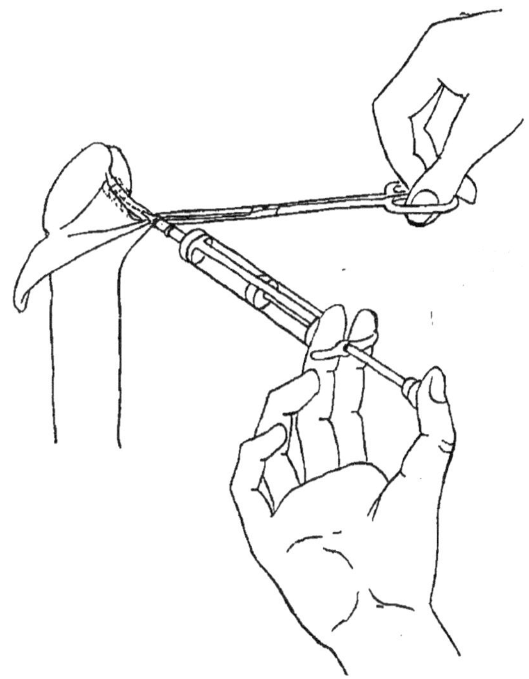

couper avec le ramuscule artériel qu'il contient et qu'il faudra lier.
Pour obtenir l'analgésie de cette petite région infiniment sensible, on
fait pénétrer l'aiguille, en arrière, en un point déjà insensibilisé par
les manœuvres représentées dans la figure précédente. L'aiguille
chemine entre les deux replis du frein distendu par le liquide ; on
poussera l'aiguille jusque dans les couches superficielles du gland
pour insensibiliser sa face postérieure, car, après la section du frein,
il faudra parfois, pour tarir la petite hémorragie qu'elle provoque, y
placer une ligature. Pour terminer l'opération, il ne reste qu'à suturer peau et muqueuse.

F. RECLUS.   13

la ligne médiane de la face dorsale, nous enfonçons
la pointe de l'aiguille de la seringue, et nous poussons peu à peu une injection dans l'épaisseur de la
peau du prépuce; l'alcaloïde se diffuse entre ses
deux lames et, au bout de quelques minutes, on
peut couper, de quelques coups de ciseaux, cette
peau jusqu'à la racine du gland alors à découvert. Il faut exciser le prépuce dont les deux
lambeaux tombent comme des oreilles de chaque
côté du gland. Une nouvelle injection de cocaïne
est nécessaire. Sur la tranche de section de la peau,
on insinue, d'abord d'un côté, ensuite de l'autre,
l'aiguille que l'on fait cheminer entre les deux téguments du prépuce et en se dirigeant vers le frein;
on incise alors peau et muqueuse d'un coup de ciseaux et les « oreilles » tombent. Il faut avoir soin
aussi d'inciser le frein presque toujours trop court;
mais ici une injection nouvelle est nécessaire, car la
région est particulièrement sensible et l'aiguille
doit, de la peau anesthésiée du prépuce, s'insinuer
délicatement et lentement dans les deux feuil-
lets du frein et pousser la solution analgésique
jusque sur le gland. Il reste, pour terminer l'opération, à suturer la peau et la muqueuse; je fais la
juxtaposition, non au fil de soie, mais au catgut fin
pour qu'il se résorbe; il n'est plus nécessaire alors
de découdre au bout de quelques jours, ce qui est
douloureux en tissus œdématiés.

L'opération du *paraphimosis* est absolument la même que celle du phimosis. On commence par réduire le paraphimosis. Pour cela, on sectionne d'un coup de bistouri la bride dorsale après l'avoir au préalable analgésiée par une injection cocaïnique. Puis, la réduction opérée, on pratique la circoncision par le procédé que nous venons d'indiquer.

L'*amputation de la verge* est une opération rare. Je l'ai pratiquée sous l'analgésie cocaïnique avec le plus grand succès dans deux cas d'épithéliomas du gland et du prépuce. Je commence par injecter dans le canal, si le cancer le laisse encore perméable, une certaine quantité d'alcaloïde, le contenu de deux ou trois seringues. Puis j'injecte, dans le derme, au niveau du point où je dois le sectionner, une traînée circonférentielle d'alcaloïde ; nouvelle traînée sous l'enveloppe fibreuse des corps caverneux et spongieux, traînée discrète, car l'absorption dans ce tissu vasculaire menace d'être trop rapide. On coupe cette nouvelle couche à petits coups pour ne pas trancher trop vite l'urètre dont on conservera un assez long bout de muqueuse afin de pouvoir la suturer à la peau, ce qui hâtera la cicatrisation et atténuera les rétractions cicatricielles.

J'ai extirpé à la cocaïne des *varices à la face dorsale de la verge* chez un individu qui attribuait à ces ectasies veineuses la disparition soudaine des érections. Une traînée analgésique dans la peau, au-dessus du vaisseau dilaté, permit sa mise à nu, sa ligature et la résection d'un segment qui mesurait 6 centimètres de longueur. Puis le tégument fut suturé. Pas la moindre souffrance, cicatrisation rapide, et, au bout de quelques semaines, les érections et l'éjaculation, qui avaient disparu depuis quelques années, revinrent avec une certaine fréquence. Nous rapprochons cette observation de celles où l'on a vu la puissance virile, assoupie sous l'influence d'une varicocèle, se réveiller après la résection du scrotum.

L'urétrotomie interne est une des opérations qui se pratiquent le plus facilement par l'analgésie à la cocaïne. On introduit dans le canal le conducteur de Maisonneuve. Lorsqu'il est en place, on fait glisser, dans sa cannelure, la pointe de l'aiguille de la seringue et l'on y pousse le contenu de quatre à cinq seringues de solution. Le liquide suit le conducteur, mais le déborde dans le trajet, et se met au contact de la muqueuse dans toute l'étendue de l'urètre et en particulier au niveau du rétrécissement où, par définition même, le canal est plus étroit et forme comme un barrage. L'urétrotome est introduit dans le conducteur et coupe le rétrécissement, sans que le patient éprouve la moindre souffrance.

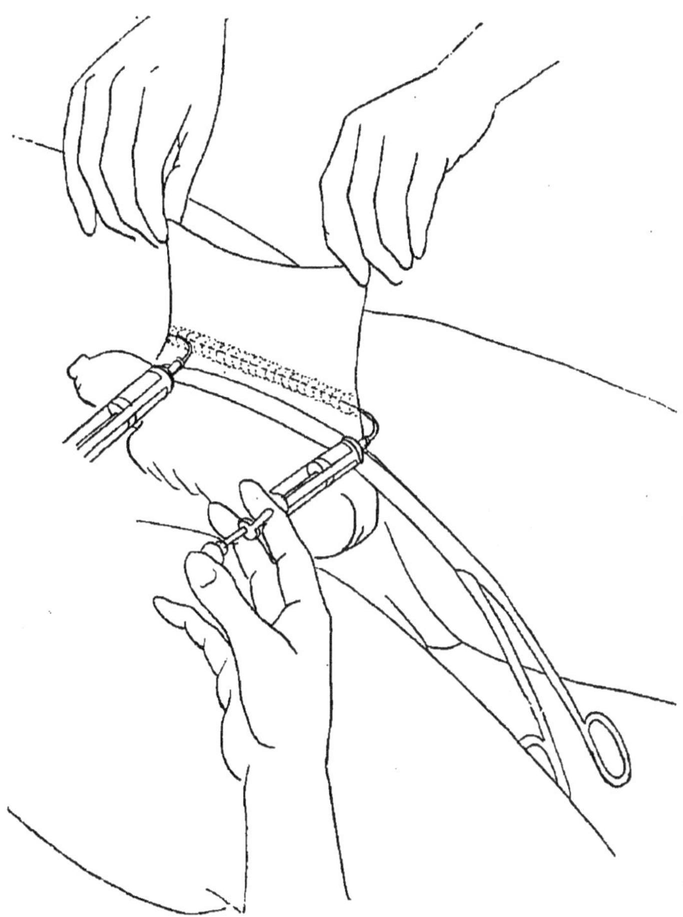

Cette figure montre les organes génitaux externes de l'homme. Les deux mains d'un aide ont saisi le scrotum au niveau de son raphé et le tirent en haut tandis qu'une longue pince à crémaillère est appliquée, le plus bas possible, en refoulant les testicules contre le pubis ; à un demi-centimètre au-dessus de la pince, on plante une aiguille courbe dans la face droite du scrotum, en plein derme, et, en trois ou quatre reprises, on dépose dans ce derme une traînée analgésique représentée ici par un étroit pointillé. On aperçoit à droite l'aiguille qui commence l'injection, et à gauche l'aiguille qui la finit.

L'*urétrotomie externe* est aussi du domaine de la cocaïne ; j'injecte dans le canal urétral quelques seringues de solution qui arrivent jusqu'au niveau du rétrécissement, grâce à la pression exercée en fermant le méat. Puis, sur la ligne médiane du périnée, je fais une traînée analgésique de 8 centimètres qui suit le trajet classique ; je coupe la peau ; au-dessous, toujours étroitement sur la ligne médiane, j'analgésie la couche des tissus sous-jacents. J'arrive ainsi jusqu'à l'urètre que j'ouvre avec les précautions ordinaires et dont je fixe les deux lèvres d'incision de façon à ne pas les perdre et à trouver le rétrécissement ; je parle, bien entendu, des cas où l'on opère sans conducteur. Sur onze urétrotomies externes pratiquées dans ces conditions, l'anesthésie à la cocaïne m'a été précieuse.

Nous n'avons, jusqu'à ce jour, traité chirurgicalement la *varicocèle* que par la *résection du scrotum*. L'opération est bénigne et pour la faire, nous avons recours uniquement à la cocaïne ; la technique de l'analgésie est simple. On saisit le scrotum, avec une pince courbe à crémaillère ; les testicules sont refoulés vers l'orifice du trajet inguinal externe, la crémaillère serrée, et au-dessus de la pince flotte le long segment scrotal qu'il faut exciser. C'est au-dessus de la pince, qu'on insinue l'aiguille dans l'épaisseur de la peau et on pousse

Même figure que la précédente, mais ici le scrotum est vu du côté gauche. Le scrotum était déjà saisi et tiré, la pince bien appliquée pour l'analgésie de la face droite; on pratique de même, sur la face

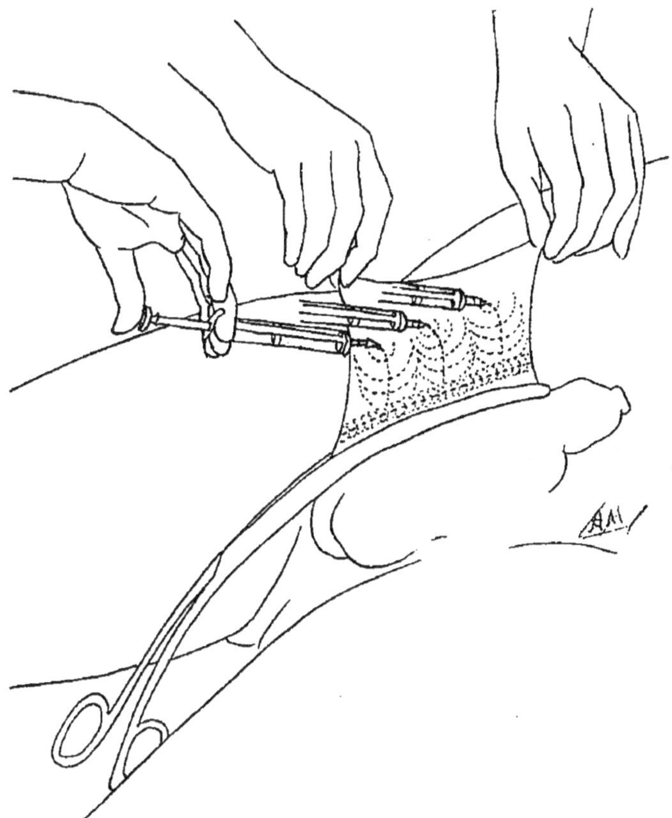

gauche, une traînée cocaïnique semblable et parallèle à celle de la face droite et que marque sur la figure le pointillé étroit. Puis, lorsque cette seconde traînée est faite, il faut, pour que la résection scrotale soit indolore, insensibiliser les tissus entre les deux faces du scrotum; on plonge alors l'aiguille courbe au travers de la peau et on la fait cheminer de haut en bas, entre la face droite et la face gauche, ainsi que l'indiquent les trois seringues; le pointillé large représente les ondes cocaïniques profondes qu'elles laissent entre les deux faces du scrotum. On peut alors exciser le scrotum sur la traînée analgésique; la section sera indolore.

une première injection traçante; on retire l'aiguille lorsqu'elle est arrivée au bout de sa course; pendant ce cheminement la seringue a été vidée; on recharge la seringue, on plonge l'aiguille un peu en arrière de la première injection et on pousse de nouveau; il faut environ le contenu de quatre ou cinq seringues pour analgésier la peau d'un des côtés du scrotum; on passe à l'autre côté que l'on analgésie de la même manière. On prend alors l'aiguille de Reverdin ; on la plante à travers les bourses, à 1 centimètre environ au-dessus des mors de la pince, et l'on passe un crin de Florence. Les fils doivent être très rapprochés et pour une varicocèle moyenne on ne craint pas d'en mettre de 15 à 25 ; en effet ils n'ont pas seulement mission de rapprocher les tissus de la future plaie, ils sont en même temps hémostatiques. Lorsque les fils sont bien placés, on les abaisse, et, au-dessus d'eux, à 1/2 centimètre environ par conséquent à 1 cent. 1/2 au-dessus des mors de la pince, on coupe les téguments du scrotum.

Arrivé à mi-chemin de la section, il n'est pas rare que le malade éprouve quelques souffrances ; une injection médiane dans la cloison suffit pour calmer toute douleur. D'ordinaire nous la pratiquons avant l'exérèse scrotale. Nous poussons trois ou quatre injections entre les deux faces du scrotum ; l'analgésie est alors parfaite. L'opération est terminée ; il ne s'agit plus que de bien affronter les deux lèvres scrotales l'une contre l'autre et de

FIG. 50. — ANALGÉSIE POUR LA RÉSECTION DU SCROTUM

Mais avant de pratiquer cette résection, il faudra, dès que seront déposées les traînées analgésiques de la face droite, de la face gauche

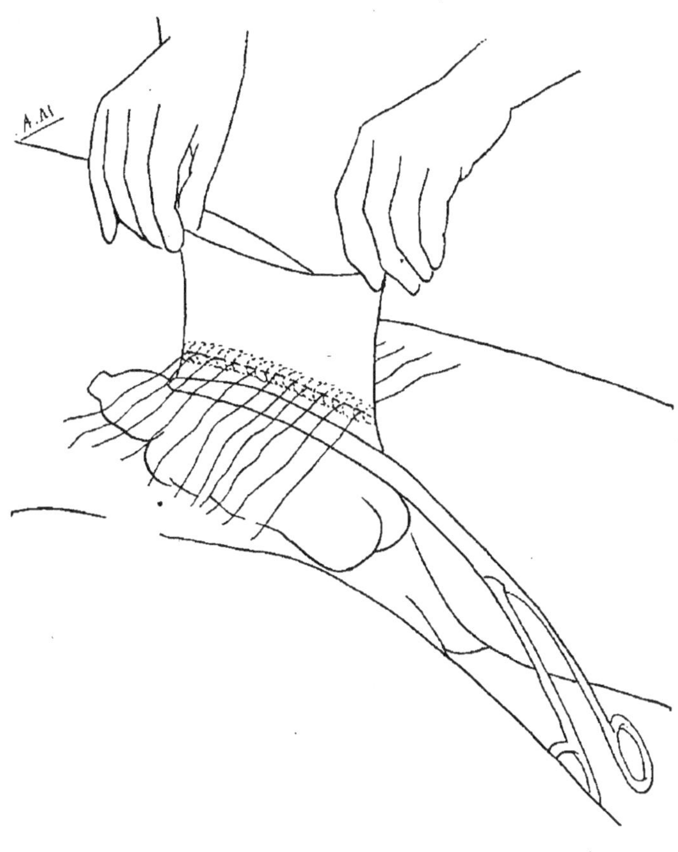

et des tissus intermédiaires, placer en pleine ligne anesthésique des crins de Florence très rapprochés les uns des autres et qui auront pour double usage d'assurer l'hémostase et d'unir les deux lèvres de la plaie ; pour que cette suture soit bonne et cette hémostase suffisante, il est nécessaire de laisser au-dessus des fils à peu près 1 centimètre de peau.

13.

serrer les fils. Si le sang coule entre deux d'entre
eux on passe un nouveau fil que l'on étreint et qui
tarit le sang ; sans cela un hématome se produirait
et c'est la seule complication que j'aie observée à
la suite de cette résection scrotale, l'opération la
plus bénigne qui soit. L'écoulement sanguin tari,
on tasse sur la suture des chiffonnés de gaze et de
la ouate pressée, bien maintenue par un large
suspensoir étroitement appliqué et qui constitue
tout le pansement. Au bout de sept à neuf jours la
guérison est obtenue. Il reste à enlever les fils.

La *cure radicale de l'hydrocèle* ne me paraît
jamais comporter la chloroformisation. Sur la
bourse distendue on fait, en avant, dans l'épaisseur du scrotum, une traînée analgésique sur toute
la hauteur de la poche : 3 centigrammes y suffisent;
on arrive sur la tunique fibreuse qu'on sectionne
sans injection nouvelle; on dissèque la séreuse à
petits coups, sans l'entamer, et on poursuit son
isolement jusqu'à la partie postérieure vers l'insertion épididymaire ; on ponctionne et on vide la
cavité, puis on verse dans son intérieur le contenu
d'une ou deux seringues de Pravaz, qu'on promène dans la poche pour insensibiliser la vaginale;
on résèque celle-ci, n'en laissant juste que ce qu'il
en faut pour reconstituer une nouvelle séreuse ; à
cet effet, on rapproche les lèvres des deux valves
par quelques points de suture au catgut fin. D'autres

Fig. 51. — Analgésie pour la cure radicale de l'hydrocèle

La figure montre une bourse gauche distendue par un hydrocèle, soulevée et bien mise en saillie par les mains d'un aide. Un pointillé

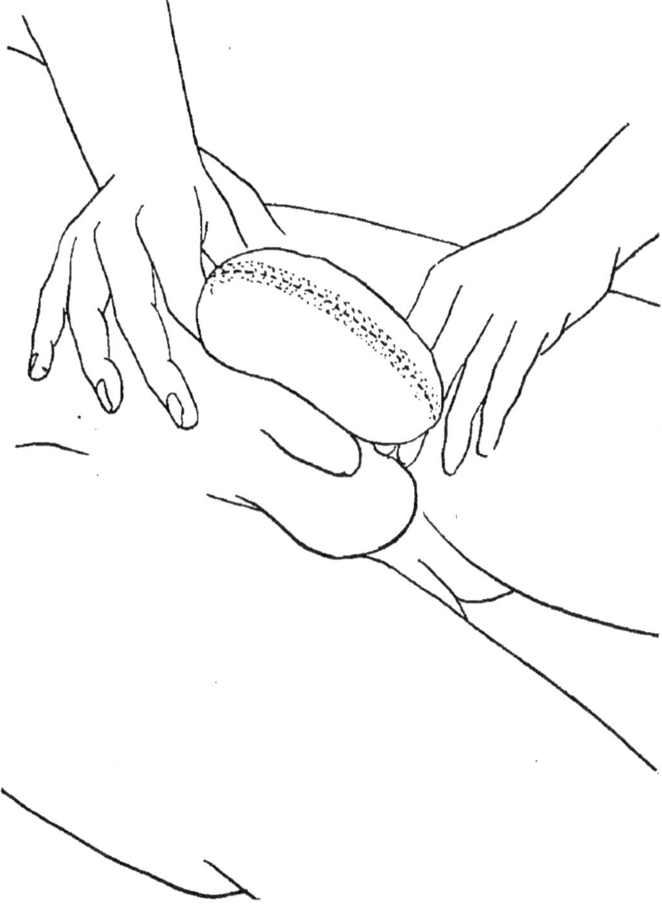

simule l'injection intra-dermique de la solution de cocaïne. Le bistouri suivra cette ligne insensibilisée pour mettre à nu la vaginale. Cette unique traînée suffira, sauf dans les cas où la vaginale est épaissie et enflammée ; dans ces cas, une injection dans l'épaisseur de la fibreuse et de la vaginale hypertrophiée deviendrait nécessaire.

à l'exemple de von Bergmann, extirpent la vaginale entière, y compris le cul-de-sac sous-épididymaire qui se dissèque facilement. Enfin, à cette heure, beaucoup d'entre nous préfèrent le retournement de la vaginale et sa fixation en arrière de la glande spermatique, opération d'une simplicité et d'une bénignité parfaites. Puis, dans tous ces procédés, on refoule la glande dans les bourses, on lie les quelques vaisseaux qui saignent et on suture la plaie scrotale.

C'est par un procédé identique que nous extirpons les *kystes de l'épididyme* et les *kystes du cordon*. La traînée analgésique se fait tout le long de la tumeur ; on coupe la peau avec une circonspection extrême, car les éléments du cordon, souvent dissociés par le développement du kyste, sont épars et dans des positions anormales, de telle sorte que le bistouri ou les ciseaux pourraient les entamer. Le mieux est d'ouvrir la poche et de la disséquer en utilisant la transparence de la paroi, transparence telle que les moindres vaisseaux sanguins, les nerfs, le canal s'y dessinent avec netteté : il faudrait ; pour les sectionner, une véritable maladresse.

La *castration* se pratique dans des cas de *tumeurs malignes* ou de désorganisation complète de la glande par la *tuberculose*. C'est une opération simple : on fait une traînée analgésique en forme

Fig. 52. — Analgésie pour sa castration

La figure montre un scrotum avec une fistule purulente, comme il
y en a dans la tuberculose du testicule. On a injecté tout autour de

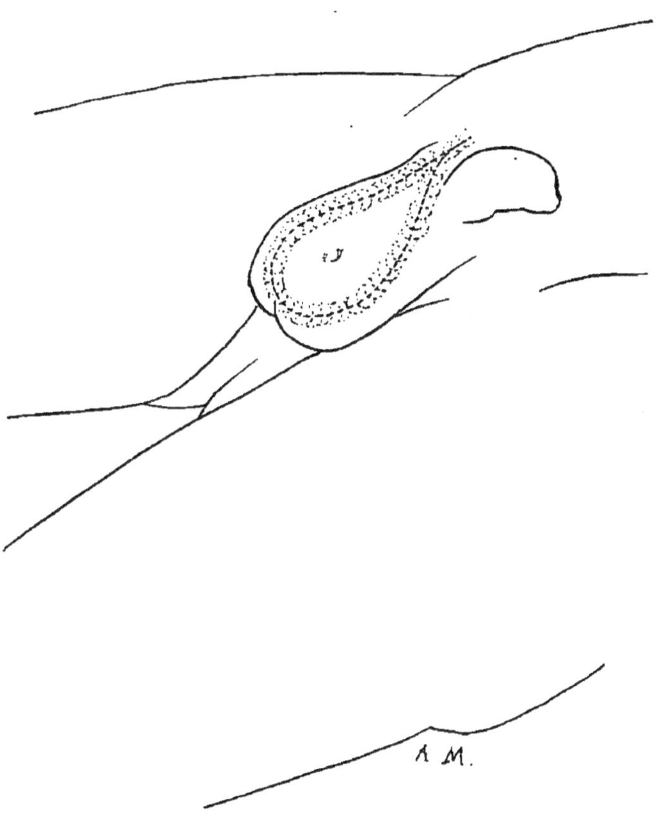

cette fistule et du placard inflammatoire qui la supporte, une traînée
analgésique en forme de raquette dont la queue remonte vers la
racine des bourses. Le bistouri suivra cette traînée de façon à enlever
la fistule et le placard inflammatoire et à mettre la glande spermatique à nu sans ouvrir le foyer purulent. Si on voulait faire la castration, le scrotum étant sain, comme il n'y aurait pas d'excision de
téguments, on ferait, au lieu d'une raquette, une simple ligne anesthésique à la partie antérieure du scrotum.

de raquette dont la queue part de l'anneau inguinal
externe, se dirige en bas, contourne le scrotum en
arrière et remonte vers le canal inguinal. Il faut
bien jalonner le trajet de l'aiguille, car ici la peau
est mobile et l'on pourrait porter le bistouri hors
de la ligne insensibilisée. Avant de prendre l'instrument tranchant, et ceci est le point délicat de
la technique, on fait, avec précaution, à cause des
veines qu'on y rencontre, l'injection du contenu
de deux ou trois seringues dans l'épaisseur du cordon spermatique, juste au-dessus du point où,
plus tard, on étreindra et sectionnera ce cordon.
Cette manœuvre a un double avantage : d'abord
elle rend indolore cette ligature, puis elle agit à la
manière du procédé « régional » et anesthésie au
loin les tissus, ce qui aide à la séparation de la glande.

On commence l'opération ; on incise suivant
la raquette tracée ; on dissèque en arrière pour
isoler le testicule, qui n'est plus retenu que par
le cordon ; au niveau du point où il émerge du
trajet inguinal, là où l'on a injecté la solution, ou
mieux quelques millimètres au-dessous ; on pratique alors sa ligature et sa section, sans que le
malade éprouve la moindre douleur. La présence
de plexus veineux souvent énormes nécessite quelques soins pour éviter que l'injection ne pénètre
dans ces vaisseaux. Aussi étalons-nous le cordon
sur notre doigt, puis nous enfonçons l'aiguille
dans son épaisseur, et c'est en la retirant que nous

FIG. 53. — ANALGÉSIE POUR LA CASTRATION

La figure précédente nous a montré l'analgésie de la peau qui
permet de couper les tuniques d'enveloppe jusqu'à la fibreuse et la
vaginale et de mettre à nu la glande sans provoquer de douleur.
Mais la glande est maintenue par un pédicule sensible, le cordon.

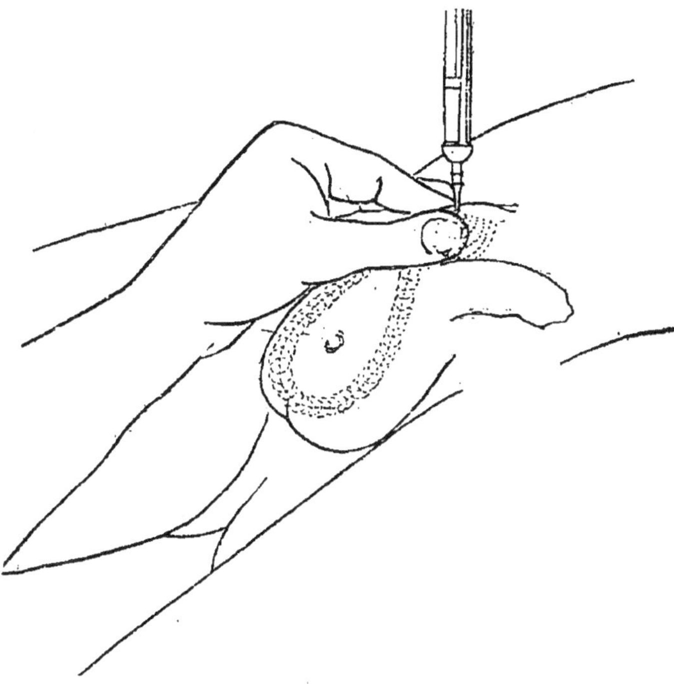

Cette nouvelle figure montre comment on l'analgésie. On le saisit
entre le pouce et l'index au niveau de la queue de la raquette et en
ce point on enfonce l'aiguille qui poussera, dans le cordon, le liquide
analgésiant. Mais ici, plus encore qu'ailleurs, il faudra faire cheminer
l'aiguille en pressant sur le piston ; les veines sont très nombreuses
et il ne faudrait pas verser la cocaïne dans une veine. Cette injection
faite à travers la peau n'est pas toujours suffisante, et souvent le
mieux est, quand l'incision des téguments est faite et que le cordon
est sous les doigts et sous les yeux, d'y pousser une nouvelle injection moins aveugle. C'est au-dessous du point injecté qu'on posera la
ligature et qu'on sectionnera le cordon. La glande, séparée de tous
les tissus, reste alors dans la main de l'opérateur.

faisons notre injection rétrograde. Le testicule enlevé, on fait l'hémostase des quelques vaisseaux de la paroi et la suture des deux lèvres du scrotum.

Lorsque la tuberculose n'a envahi que l'épididyme en respectant le testicule, on peut enlever la seule partie malade ; nous avons souvent pratiqué cette *épididectomie*, opération excellente en ce qu'elle laisse le testicule dans les bourses, bénéfice flatteur pour l'opéré. Un aide prend le scrotum et le tend sur la masse morbide ; à ce niveau on fait une traînée analgésique sous la peau et l'on met à nu le foyer épididymaire ; on le dissèque en épargnant les vaisseaux du cordon ; on extirpe tous les tissus altérés, et, lorsque la plaie est nette, on procède à une hémostase régulière ; puis on suture les lèvres de l'incision et, si toute la néoplasie tuberculeuse a été enlevée, on peut compter sur une cicatrisation rapide.

L'analgésie pour l'*orchidopexie* dans l'*ectopie testiculaire* est une opération plus compliquée. Il existe le plus souvent une hernie concomitante ; on constate la persistance du conduit péritonéo-vaginal et, en définitive, le premier temps de l'intervention n'est autre chose qu'une cure radicale de hernie inguinale congénitale. Puis il faut s'occuper de la glande qui doit être disséquée, libérée, mobilisée, pour être amenée et fixée au fond des bourses.

Telles sont les principales opérations pratiquées grâce à l'analgésie localisée sur les organes génitaux de l'homme ; il est d'autres interventions exceptionnelles, et nous voudrions dire un mot d'un *kyste dermoïde canaliculaire*, malformation dont Darrier et moi avons publié les premiers exemples, et qui se développe sur le raphé médian de la commissure antérieure, de l'anus à la racine du scrotum et parfois même jusqu'au prépuce. Dans mon cas, je pus faire l'excision de cette tumeur allongée, renflée à son centre, mince, effilée à ses extrémités, et du diamètre d'une plume de corbeau.

GROUPE IX

OPÉRATIONS SUR LES ORGANES GÉNITAUX DE LA FEMME

Kystes des glandes de Bartholin. Végétations. Cancroïdes de la vulve et du vagin. Polypes muqueux du col utérin. Molluscum. Curettage. Hystérectomie vaginale. Colpo-périnéorraphie. Fistules vésico-vaginales et vésico-rectales.

L'extirpation des kystes — enflammés ou non enflammés — de la glande de Bartholin ne présente aucune difficulté et on pourrait au besoin en improviser la technique. On injecte tout autour de la tumeur, et aussi bien sur la face muqueuse que sur la face cutanée de la vulve, puis, en arrière, vers les attaches postérieures, quelques seringues à 1/2 p. 100 ; on incise alors soit sur la peau, soit sur la muqueuse, en général au niveau du point

où le kyste est le plus rapproché du tégument, et
l'on dissèque le kyste que l'on extirpe. Un ou
deux points de suture rapprochent les lèvres de
la plaie.

Les *petites tumeurs* développées sur la vulve, les
végétations, du moins lorsqu'elles sont peu exubé-
rantes, les *cancroïdes* des grandes lèvres et du
vagin s'enlèvent après l'analgésie cocaïnique, et, si
je ne décris pas le manuel, c'est qu'il est trop simple
et se confond avec celui que nous avons donné dans
des chapitres antérieurs, en particulier dans ceux
qui traitent des tumeurs de la peau. Les *polypes
muqueux* qui prennent naissance sur le col nécessitent à peine le contact d'un tampon imbibé de
cocaïne au niveau du pédicule. Nous avons pratiqué, à la cocaïne, l'ablation d'un *molluscum* énorme,
qui débordait à la vulve et qu'on prenait pour un
volumineux polype sorti par l'orifice utérin.

Ces interventions sont rares ou sans importance ;
il en est quelques-unes d'un plus grand intérêt.
Nous voulons parler du *curettage de l'utérus* ou de
l'*écouvillonnage de la cavité de la matrice*. Lorsque
le conduit vaginal a été antiseptisé par des lavages
multiples et des tamponnements à la gaze iodoformée, on ouvre largement l'orifice vulvaire par
des valves appropriées, on saisit avec une pince le
col anesthésié par l'application sur le museau de

tanche d'un tampon de cocaïne, et l'on voit l'orifice béant grâce à la dilatation que depuis quatre ou cinq jours les tiges de laminaire ont produite ; par cet orifice on introduit jusque dans la matrice des tamponnets de ouate hydrophile imbibés de cocaïne ; on en remplit la cavité, puis on les retire au bout de cinq minutes ; à ce moment l'analgésie est suffisante et l'on peut faire pénétrer la curette, « ramoner » la matrice, gratter toutes les fongosités, écouvillonner les parois, les cautériser avec l'acide phénique au vingtième, le chlorure de zinc au dixième et la créosote au tiers, la patiente n'en ressentira aucune douleur. Cette analgésie est facile et nous avouons cependant ne l'avoir que très rarement pratiquée.

Dans certaines conditions spéciales l'*hystérectomie vaginale* peut être faite sous l'analgésie cocaïnique ; c'est dans les cas de prolapsus total de l'organe ; il a franchi la vulve et se trouve sous les yeux et sous les doigts de l'opérateur. Rien n'est plus facile alors que de faire, à un centimètre de l'orifice, sur le col, une traînée anesthésiante circulaire, de décoller la muqueuse, de pénétrer dans les culs-de-sac antérieurs et postérieurs, de mettre des pinces à demeure, ou même de lier les ligaments larges, juxtaposés comme une sangle à la manière de Quénu. Deux fois cette opération sous l'anesthésie locale m'a paru simple ; une troisième, elle a été compliquée par l'épaississement des insertions vaginales, hypertrophiées en un tissu caverneux dont la section a amené un écoulement sanguin qu'il eût été difficile de tarir si le champ opératoire avait été profond, au lieu d'être hors de la vulve et directement accessible aux pinces hémostatiques.

Cette complication possible, et surtout ce fait que l'extirpation de la matrice prolabée n'est que rarement indiquée, font de cette application de l'analgésie cocaïnique une véritable rareté. Nous y avons eu recours trois fois avant que cette question eût été mise à l'étude ; maintenant notre conviction est faite : ce n'est pas l'extirpation de la matrice, mais la colpo-périnéorraphie concomitante, qui amène la guérison, et cette colpo-périnéorraphie peut suffire sans amputation et après simple réduction de l'utérus ; aussi, sauf hypertrophie considérable de l'organe, difficulté réelle de la réduction, ou altération inflammatoire, fibromateuse ou cancéreuse de son tissu, nous pratiquons la seule colpo-périnéorraphie.

La *colpo-périnéorraphie* se pratique aussi sous la cocaïne, et j'ai eu recours nombre de fois et avec le plus grand succès à ce mode d'anesthésie. Après lavage répété et tamponnement iodoformé du vagin, continués pendant deux ou trois jours avant l'intervention, j'applique sur la muqueuse vaginale des lames d'ouate hydrophile imbibée dans une solution de cocaïne. Je la laisse à demeure, et, pendant qu'elle analgésie les tissus au contact desquels elle se trouve, je pousse des injections suivant les futures lignes d'incision que parcourra mon bistouri : injection circonscrivant la demi-circonférence inférieure de la vulve et remontant de chaque côté jusqu'à l'origine des petites lèvres, injection partant de l'une de ces extrémités et prenant en écharpe la partie latérale du vagin pour venir aboutir sur la ligne médiane de sa face inférieure où elle va à la rencontre de la traînée semblable que nous ferons du côté opposé et d'après une ligne symétrique. Nous avons tracé ainsi un lambeau à base vulvaire, à sommet vaginal que va circonscrire le bistouri et que vont détacher quelques coups de ciseaux.

Parfois nous ajoutons deux ou trois injections antéro-postérieures, partant de la base du lambeau et cheminant sous lui jusqu'aux limites de son sommet. Nous anesthésions ainsi l'espace triangulaire circonscrit par nos traînées antérieure et latérale. Il reste à faire cheminer nos fils dans l'épaisseur des tissus et à les étager de manière à reconstituer un périnée solide selon les procédés décrits dans nos traités spéciaux. A cette colpo-périnéorraphie postérieure, il est bon d'adjoindre parfois une colporraphie antérieure; le lambeau losangique que l'on supprime sur la paroi vaginale

supérieure s'enlève sans douleur après une anesthésie locale dont la technique se devine aisément.

Les *fistules vésico-vaginales* et *recto-vaginales*
sont si rares maintenant que, depuis l'emploi de
l'analgésie localisée, nous n'avons eu que de très
rares cas à traiter, et certaines circonstances particulières, étroitesse du vagin, nécessité de larges
débridements d'accès, perte de substance énorme
du côté de la vessie, nous ont forcé de recourir au
chloroforme, mais nous croyons que, dans nombre
de faits, la cocaïne serait suffisante.

GROUPE X

OPÉRATIONS SUR LES MEMBRES

Hygromas prérotuliens. Kystes du creux poplité. Arthrotomie. Trépanation des os. Évidements. Suture de la rotule. Amputations de
l'avant-bras et du bras.

Cet article sera court; il a été allégé par nombre
de descriptions des pages précédentes. Nous ne
reviendrons pas sur l'extirpation des kystes sébacés, des lipomes et des fibromes, des sarcomes
et des cancroïdes dont la peau et le tissu cellulaire
des membres peuvent être atteints; nous connaissons la ligature des artères, l'excision des segments veineux atteints de varices, l'extirpation des

petits anévrismes ; nous avons décrit la technique

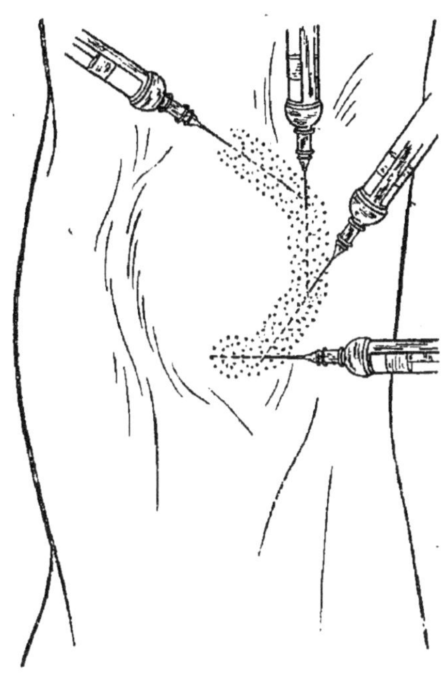

Fig. 54. — Analgésie pour l'extirpation
d'un hygroma pré-rotulien

Membre inférieur gauche. La figure montre une trainée analgésique
dans la peau qui recouvre la demi-circonférence externe de la tumeur.

La première seringue, en haut, a insensibilisé le premier quart de la
traînée : la deuxième seringue, dont l'aiguille a pénétré dans la peau
en amont du point terminal de la première injection, a insensibilisé
le deuxième quart ; manœuvre semblable pour anesthésier le troisième
et le quatrième quarts du trajet que parcourera la future incision
cutanée.

à suivre pour l'anesthésie des orteils et des doigts,
des métacarpiens et métatarsiens que l'on veut
extirper ou réséquer.

Nous avons enfin traité ailleurs des opérations pour l'ongle incarné.

L'extirpation des hygromas chroniques de la bourse prérotulienne est une opération fréquente. La technique de l'analgésie par la cocaïne est presque aussi simple que pour un lipome sous-cutané; on commence par une injection traçant une future incision en volet; elle est faite dans l'épaisseur du derme et comprend la demi-circonférence externe, interne, supérieure ou inférieure de la tumeur, suivant qu'on juge mieux de placer la cicatrice en un de ces points. Puis on pousse sous la peau une série d'injections qui, en définitive, entourent la tumeur d'une couche de liquide analgésiant. Aussi, après l'incision du volet cutané, le bistouri qui séparera la poche de la peau et du tissu cellulaire qui l'entourent ne provoquera aucune douleur; peut-être si, en arrière, lorsque l'instrument tranchant arrivera sur le tissu fibreux qui recouvre la rotule; mais au premier signe de sensibilité en ce point, rien ne sera plus facile que d'insinuer une aiguille et de pousser là une injection analgésiante nouvelle. Il ne reste plus qu'à faire l'hémostase, à suturer et à exercer sur le foyer opératoire une compression élastique avec des couches épaisses de ouate tassée par de nombreux tours de bandes.

La figure nous montre la traînée analgésique externe à pointillé
étroit déposée dans la précédente figure et suivant laquelle on incisera la peau pour énucléer la tumeur; ici nous voyons les aiguilles

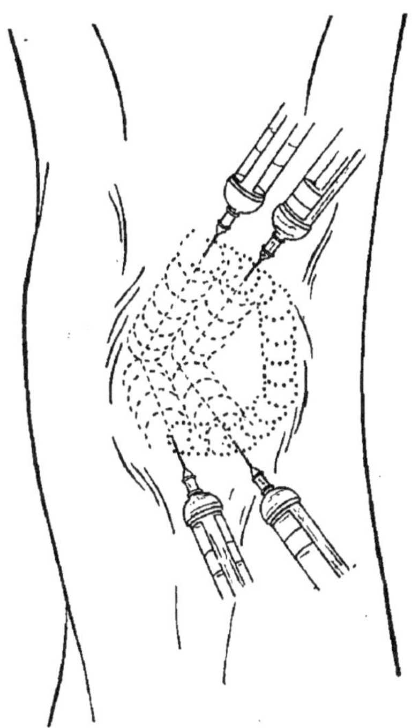

qui ont traversé la peau insensible du pointillé externe injecter, en
cheminant dans le tissu cellulaire sous-cutané, des ondes cocaïniques
marquées par un pointillé plus large et qui permettront de séparer
sans douleur la tumeur des tissus qui l'environnent. Si on craignait
qu'à la face profonde la dissection ne soit pas indolore, rien ne serait
plus facile que d'insinuer une aiguille sous cette face profonde et d'y
injecter un peu de liquide.

Les *kystes poplités* doivent être extirpés sous
l'analgésie cocaïnique. Au niveau du point où,

dans l'extension du membre, la tumeur saille sous la peau, on injecte dans le derme une traînée en forme de volet ; elle sera étendue, car les kystes s'implantent profondément et il faut évoluer à l'aise dans le champ opératoire. La peau disséquée, on aperçoit l'aponévrose soulevée par la tumeur ; on insinue, au-dessous d'elle, la pointe de l'aiguille, et on analgésie la région ; on incise la membrane fibreuse et, avec précaution, on dissèque la poche épaisse, résistante, distincte des tissus voisins dans les parties superficielles, mais mince, fragile, à peine constituée par une simple lamelle dans les profondeurs, à son point d'attache. Aussi, lorsque l'isolement ne peut s'en faire, grattera-t-on cette partie de la paroi kystique avec la curette tranchante. Ici encore, suture de la peau et bandage ouaté compressif.

L'*arthrotomie* de l'articulation du genou se pratique aisément sous l'analgésie locale. On fait, au point choisi, sur le cul-de-sac sous-quadricipital, en dehors de la rotule, une traînée analgésique de 7 à 8 centimètres ; la peau incisée, on anesthésie d'abord les muscles, puis les tissus fibreux épais qui doublent la synoviale et dont la section serait très douloureuse ; on ouvre enfin la séreuse, et, si on veut agir sur sa surface, y promener des instruments, y faire pénétrer des liquides antiseptiques ou modificateurs, il est bon, au préa-

FIG. 56. — ANALGÉSIE POUR L'ARTHROTOMIE DU GENOU

La figure montre la face antérieure du genou gauche où se dessinent vaguement la rotule et le ligament rotulien. En haut et en dehors, on voit que l'incision externe et supérieure est déjà amorcée; la peau

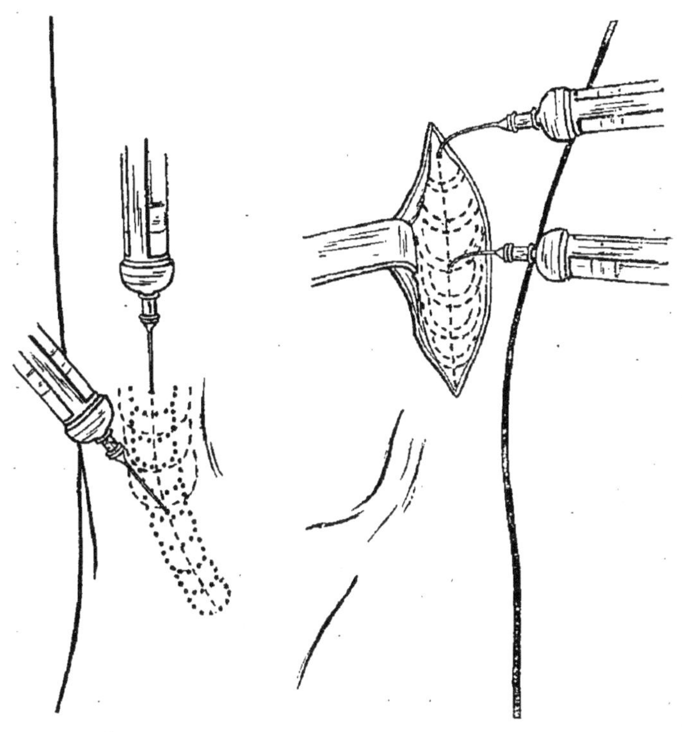

insensibilisée est ouverte et l'aponévrose apparaît; les aiguilles courbes de deux seringues ont cheminé sous cette aponévrose, de façon à rendre indolore la section de cette épaisse couche de tissu et la pénétration dans l'article. En bas et en dedans, on voit une première traînée cocaïnique, celle-là complète, marquée sous la peau par le pointillé étroit, et une seconde traînée sous-cutanée, celle-là incomplète, marquée par un pointillé dont les ondes sont plus larges.

lable, d'injecter dans la synoviale 1 ou 2 grammes de solution.

Dans les cas de vieille *hydarthrose chronique*, lorsqu'on veut modifier la surface de la séreuse par le contact de certains liquides, voici ma technique : traînée de 6 centimètres sur la partie latérale externe du cul-de-sac quadricipital ; l'analgésie obtenue, j'incise et je saisis les vaisseaux qui peuvent donner du sang ; puis j'insensibilise les tissus fibreux et je plonge au travers un trocart d'assez gros calibre par lequel je verse le contenu de deux ou trois seringues de solution cocaïnique. Puis je me porte au dedans de l'articulation et en bas, au-dessous de la rotule, et j'anesthésie la peau et le tissu fibreux de manière à pouvoir enfoncer sans douleur, en ce point, un trocart d'un calibre un peu moins considérable que le premier trocart. J'adapte alors au second un tube en caoutchouc, conduit d'écoulement d'un récipient qui contient le liquide modificateur, solution phéniquée, liqueur de van Swieten, teinture d'iode diluée ; j'irrigue ainsi largement la jointure qui se distend et qui reçoit partout le contact du liquide, puisque le tube inférieur, par où s'échappe le liquide, est d'un calibre moindre que le tube d'apport. Lorsque l'on veut ouvrir largement la jointure et le drain au besoin, on suivra la technique résumée dans la légende de notre figure 56.

Les opérations sur les os, les *trépanations* et les *évidements* nécessités par l'existence de collections purulentes et de séquestres consécutifs aux ostéomyélites sont rarement justiciables de la cocaïne ; ces lésions sont souvent mal limitées, et, du moins, avant l'intervention, il est difficile de savoir où commencent les altérations et où elles finissent ; l'opération est donc mal réglée et rentre dans la catégorie de celles qui bénéficient le plus de l'anesthésie générale. Il m'est arrivé néanmoins de circonscrire, sur le tibia, un volet cutané par une traînée analgésique, d'inciser la peau, puis d'injecter entre le périoste et l'os une certaine quantité de cocaïne, et d'attaquer la diaphyse avec le trépan, ou la gouge et le marteau, d'ouvrir des clapiers purulents, d'abraser des masses fongueuses, et d'enlever des séquestres.

La *suture de la rotule* dans les fractures transversales de l'os peut être pratiquée sous l'analgésie locale. Une traînée cocaïnique longue d'une dizaine de centimètres est faite dans la peau sous une ligne correspondant au trait de la fracture ; le bistouri incise le tégument à ce niveau et tombe sur le foyer de la fracture ; l'articulation pleine de caillots sanguins est évacuée, les deux fragments de l'os sont rapprochés et maintenus étroitement juxtaposés par un fil d'argent de gros calibre ou bien par un « cerclage » ; les franges du tissu fibreux

14.

de la surface extérieure de la rotule sont réunies
au-dessus du trait de fracture par des points de
suture séparés ; il ne reste qu'à coudre la peau et
appliquer sur la région un pansement compressif
et élastique.

Enfin, nous avons pratiqué à la cocaïne deux
opérations considérées comme ressortissant à la
seule anesthésie générale : une *amputation de
l'avant-bras* et une *amputation du bras.* Pour
l'avant-bras, la dose totale de cocaïne injectée ne
dépassa pas 15 centigrammes en solution à 1 p. 100 ;
avec notre solution actuelle à un demi pour 100
cette opération complèxe eût été très simplifiée ;
quoi qu'il en soit, la pointe de l'aiguille traça, dans
la peau, le double lambeau que devait tailler notre
bistouri ; ensuite, une injection fut faite, en avant
et en arrière, dans la masse musculaire, puis dans
les nerfs principaux mis à nu ; enfin, sous le
périoste du radius et du cubitus. Il nous fallait une
indication particulière pour recourir à la cocaïne
dans une opération qui doit rester dans le domaine
du chloroforme : notre malade était cachectisé par
une suppuration profonde ; il avait quatre-vingt-
trois ans et, sur ce point, ma conviction est faite :
les affaiblis supportent mieux, ou moins mal, la
cocaïne que le chloroforme.

Une amputation au tiers moyen du bras gauche
pour une ostéo-arthrite du coude eut le même

succès. La dose de cocaïne injectée a été de
19 centigrammes ; la peau a elle seule en a absorbé
9 ; les muscles, 7 ; les nerfs radial, cubital et
médian, chacun 1. L'opération a été longue, car je
ne voulais pas remuer le coude, très douloureux ;
elle n'était terminée qu'au bout de quarante
minutes ; mais du moins le malade n'a pas accusé
la moindre souffrance, à peine un léger élancement
lorsque j'ai coupé d'un coup de ciseaux les gros
troncs nerveux, analgésiés du reste par une injection particulière. La douleur a été plus nette lorsque
le bistouri a touché le musculo-cutané dont j'avais
négligé de m'occuper spécialement. Nous avons
scié la diaphyse sans que le malade éprouvât de la
douleur ; il en a été de même pour la suture des
lèvres de la plaie.

GROUPE XI

OPÉRATIONS SUR LES TISSUS ENFLAMMÉS

Phlegmons et adéno-phlegmons suppurés. Panaris.

On a prétendu que la cocaïne était sans effet sur
les tissus enflammés ; c'est là une erreur ; et l'on
peut, grâce à elle, obtenir d'excellentes analgésies.
Mais il n'en est pas moins vrai qu'elle est alors
moins active, qu'elle « mord » plus difficilement et
que pour insensibiliser une région phlogosée il faut
de plus fortes doses d'alcaloïde.

Nous avons recours à l'analgésie localisée pour inciser les *phlegmons* et les *adéno-phlegmons*. Quelques précautions sont nécessaires. D'abord nous ne plantons pas notre aiguille en pleins tissus enflammés ; la douleur de la piqûre serait trop vive ; nous faisons pénétrer cette aiguille dans la peau saine et peu à peu nous poussons la traînée vers la région chaude, rouge et tuméfiée. Lorsque l'injection y arrive on voit soudain les téguments blanchir et former en avant, à droite et à gauche de la pointe de l'aiguille, une plaque plus ou moins large suivant que l'aiguille chemine moins ou plus vite. Pour que l'insensibilisation soit suffisante cette aiguille doit progresser avec une extrême lenteur. Les premières injections traçantes seront très superficielles, sous-épidermiques : on verra, pour ainsi dire, l'aiguille par transparence ; puis, si l'épaisseur du derme tuméfié paraît considérable, on ne craindra pas de faire de nouvelles injections dans un plan sous-jacent. On peut alors saisir le bistouri et inciser la peau, le patient n'éprouvera aucune douleur.

Parfois, on ignore avant l'intervention la vraie « topographie » de l'abcès et les diverticules creusés par les fusées purulentes ; les premières incisions ne sont pas suffisantes, de nouvelles sont nécessaires ; on doit pousser alors l'injection cocaïnique, en amorçant sur l'incision déjà faite et en tissus déjà analgésiés, au niveau des commissures, ou en un point quelconque des deux lèvres. Si la collection, au lieu de s'étaler en surface, comme il arrive d'habitude, a creusé des prolongements dans les profondeurs des tissus, l'insensibilisation deviendrait beaucoup plus délicate, et nous avons répété souvent que, dans ces opérations mal réglées, le chloroforme ou l'éther sont supérieurs à l'analgésie localisée. Les larges abcès péri-rectaux, les appendicites suppurées, si du moins l'on ne veut pas se contenter de l'ouverture simple du foyer et si on veut, coûte que coûte, extirper l'appendice, les adénites aiguës à ganglions multiples, les phlegmons à décollements étendus, toutes ces interventions, redisons-le une fois pour toutes, ne sont pas du domaine de la cocaïne.

Mais, du moins, il est une opération des plus fréquentes, l'ouverture de *panaris*, qui bénéficie plus que toute autre de l'analgésie locale : on sait combien cette inflammation des doigts est en général mal traitée ; nous ne visons pas ici la fameuse incision « médicale », toujours parcimonieuse et qui n'arrête ni la douleur, ni la diffusion du mal, mais aussi les interventions chirurgicales, elles-mêmes presque toujours insuffisantes. L'acte opératoire paraît trop médiocre pour qu'on se résigne à l'anesthésie générale ; on donne un coup de bistouri qui provoque une douleur si violente qu'on s'arrête avant qu'il soit suffisant et en tout cas on

n'ose en imposer un second qui serait nécessaire.
Ici, la cocaïne livre à l'opérateur, un doigt absolu-

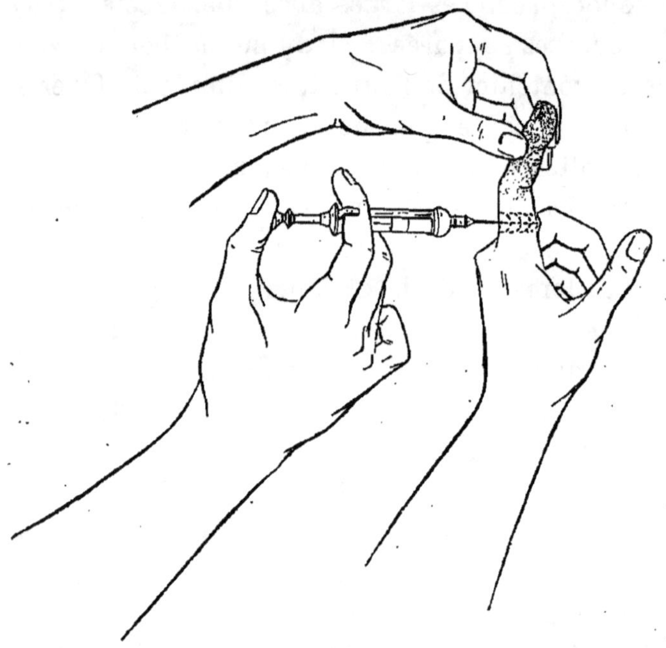

FIG. 57. — ANALGÉSIE RÉGIONALE POUR L'OUVERTURE
D'UN PANARIS

La figure montre un index atteint de panaris. D'un coup sec, on
fait pénétrer l'aiguille à travers la peau, dans le tissu cellulaire sous-

cutané et l'on y verse, en poussant le piston, le contenu de la seringue ;
l'aiguille chemine lentement, perpendiculairement à l'axe du doigt ;
elle parcourt ainsi, sous la peau, le quart de la circonférence du doigt
— dans notre figure le quart externe —. La peau se soulève et blanchit ; si le contenu d'une seringue n'assurait pas ces résultats, on
laisserait l'aiguille en place et on séparerait la seringue que l'on
emplirait de nouveau ; on l'ajusterait de nouveau à l'aiguille et on
injecterait le contenu dans ce quart externe qui, cette fois, bomberait
sous la pression du liquide et prendrait une teinte livide.

ment insensible et les bénéfices qu'on en retire sont
tels que vraiment on devrait bénir l'analgésie

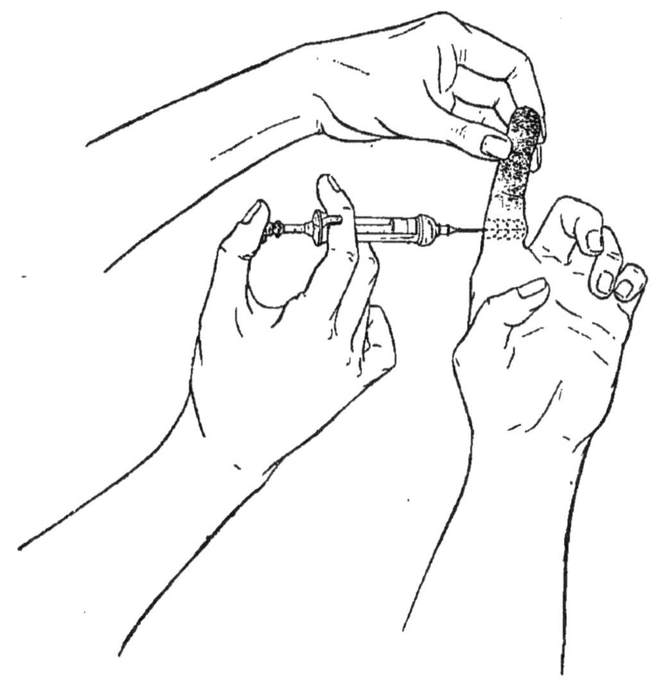

FIG. 58. — ANALGÉSIE RÉGIONALE POUR L'OUVERTURE
D'UN PANARIS

La figure précédente nous a montré comment on analgésie le premier quart de la circonférence du doigt à sa base ; celle-ci met sous

nos yeux l'analgésie du second quart, — ici la face antérieure de
l'index. — En général, la peau est déjà tendue par l'injection du premier quart et le contenu d'une seule seringue suffit pour soulever un
deuxième quart et amener l'ischémie de la peau. Il n'est pas besoin
de nouvelles figures pour montrer l'analgésie du troisième et du quatrième quarts de la circonférence de la base du doigt, et nous voyons
maintenant comment on dépose dans les tissus sous-cutanés « la
bague analgésique » qui livre à l'opérateur le doigt insensible.

localisée, n'eût-elle à son actif que le traitement du panaris.

C'est à l'analgésie « régionale » qu'on aura recours. En un point quelconque de la circonférence de la racine du doigt porteur du panaris, on pousse d'un coup sec la pointe de l'aiguille, non point dans la peau, mais sous la peau, dans le tissu cellulaire sous-cutané, et l'on pousse vite sur le piston pour que la douleur provoquée par la piqûre soit instantanément arrêtée par le contact de la solution. On fait cheminer très lentement l'aiguille tout en poussant sur le piston, et le contenu de la première seringue est ainsi versé dans un très court trajet. On ne craindra pas de laisser l'aiguille en place, mais de retirer la seringue, de la recharger, de l'ajuster de nouveau à l'aiguille et de verser son contenu dans le trajet déjà parcouru ; il se forme ainsi une bosselure œdémateuse sur laquelle le tégument blanchit ; on fait alors dans cette peau pâlie et analgésiée une piqûre qui ne provoque pas de douleur, et on y pousse lentement le contenu de une ou de deux seringues. Et l'on continue ainsi, et quatre piqûres, et 5, 7 ou 8 centigrammes de cocaïne suffisent pour faire, à la racine du doigt, « entre cuir et chair », une sorte de bague analgésique complète qui se traduit par un relief accentué et par la lividité de la peau. On n'a plus qu'à attendre quelques minutes et le doigt, de la base à la pointe, est absolument insensible.

FIG. 59. — ANALGÉSIE RÉGIONALE POUR L'OUVERTURE
D'UN PANARIS

Cette dernière figure montre « la bague anesthésique » à la racine
du doigt ; une longue incision ouvrant la face digitale antérieure dans

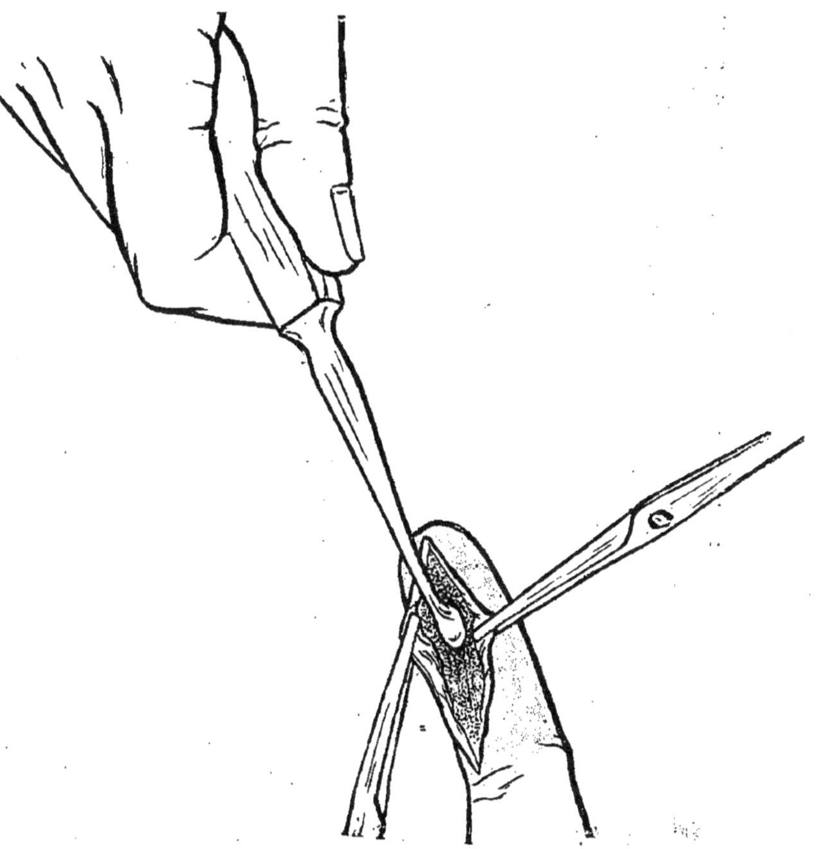

toute la région onflammée ; deux pinces, l'une en dehors, l'autre en dé-
dans, saisissant chacune une lèvre de la plaie, de façon à exposer largement le foyer inflammatoire ; une curette déterge, dans ce foyer,
tous les noyaux « toxi-infectieux » primitifs eu secondaires, puis l'on
plonge le doigt malade dans un bain d'eau oxygénée.

On peut alors traiter le panaris tout à son aise :
sur le point culminant de la tuméfaction on enfonce
le bistouri, on pénètre dans le foyer inflammatoire ;
on l'ouvre dans toute son étendue, on saisit
avec une pince de Kocher chacune des lèvres de
l'incision pour bien voir la cavité suppurée, en
suivre les diverticules, en curetter les anfractuosités, car à côté du foyer primitif il n'est pas rare de
trouver des foyers secondaires ; on arrive ainsi jusqu'à l'os que l'on évide même s'il est déjà atteint.
L'opération est alors terminée ; il ne reste plus
qu'à plonger le doigt pendant quelques minutes
dans un bain d'eau oxygénée chaude, puis à mettre sur la plaie un chiffonné de gaze oint d'une
pommade antiseptique et analgésique dont nous
avons publié bien souvent la formule. Et la guérison, sans souffrance et sans nouvelle poussée inflammatoire, n'est plus que l'affaire de quelques
jours.

GROUPE XII

ANALGÉSIES DES MUQUEUSES ET DES SÉREUSES. AUTRES APPLICATIONS DE LA COCAÏNE.

Ce chapitre sera succinct : les applications de la
cocaïne à l'analgésie des muqueuses ne sont guère
de notre ressort ; elles appartiennent presque toutes
à une thérapeutique laissée aux mains des spécia-

listes : oculistes, auristes, dentistes, laryngologistes. L'analgésie des séreuses, elle, ressortit
vraiment à la chirurgie, et nous serons un peu
moins bref. Quant à quelques autres applications
de la cocaïne dont je veux parler, je n'insisterai
guère que sur des points qui me sont à peu près
personnels.

A

Analgésie des muqueuses et des séreuses

Bouche et amygdales : petites tumeurs des gencives, kystes salivaires,
staphylorraphie. Fosses nasales : cautérisation du cornet, extraction des polypes muqueux. Muqueuses ano-rectale et vaginale :
fissure anale, prurit anal, vaginisme. Vessie et urètre : recherche
des corps étrangers ; calculs, lithotritie. Vaginale : injection iodée
pour hydrocèle et pour les kystes de l'épididyme et du cordon.
Synovialos articulaires, hydarthroses chroniques.

Ici, il n'est plus question d'injections dans la
trame des tissus; l'analgésie s'obtient par simple
contact de la cocaïne avec la surface de la muqueuse. Ce « badigeonnage », d'ailleurs, produit
une anesthésie superficielle et trop fugace pour un
acte chirurgical prolongé, et si l'on veut, dans ces
régions, atteindre des tumeurs à racines profondes, c'est encore aux injections qu'il faudra
recourir.

Le contact de la cocaïne sur les muqueuses
amène cependant un affaiblissement des réflexes
qui permet de « manier » des surfaces que le
moindre attouchement exaspère et révolte. Grâce

à de simples badigeonnages avec un pinceau imbibé d'alcaloïde, on introduit des instruments jusqu'à l'entrée du larynx, on enlève des corps étrangers, on pratique des cautérisations légères.

Les médecins auristes y ont recours. Cartaz les utilise pour pratiquer la paracentèse du tympan, l'incision de son pli antérieur et de son pli postérieur, la ténotomie du muscle tenseur et la section du manche du marteau. Nous nous en sommes servi pour introduire dans l'œsophage des tubes de Debove, pour enlever des amygdales, et pour abraser des végétations pharyngiennes, opérations peu douloureuses, du reste, et qu'on peut mener à bien sans analgésie préalable. Comme l'insensibilité n'est alors, pour ainsi dire, qu'à fleur de muqueuse, certains auteurs proposent, non de badigeonner la surface, mais de la « brosser », en quelque sorte, avec une solution à 10 ou à 5 p. 100, dont nous ne voudrions, pour notre part, prendre aucunement la responsabilité.

Ces solutions des spécialistes, et je le dis une fois pour toutes, me paraissent, à moi, dangereuses. J'ai rapporté ailleurs que « cinq fois, pour pratiquer la lithotritie, Dubuc a eu recours, avec succès, à l'injection, dans le réservoir urinaire, de 30 grammes d'une solution à 5 p. 100 lorsque la muqueuse très altérée est douée d'une grande facilité d'absorption, à 10 p. 100 dans le cas contraire ». Si je fais le calcul, je constate que ces

30 grammes de solution à 5 et à 10 p. 100 équivalent à 150 et à 300 centigrammes de cocaïne! Or, nous conseillons de ne jamais atteindre 20 centigrammes, et encore, bien entendu, avec des solutions faibles, à 1/2 p. 100. Nous n'oserions certainement pas atteindre cette dose de 20 centigrammes avec des solutions à 5 p. 100. Et ce n'est pas à la légère que nous avons fixé cette limite infranchissable. N'avons-nous pas montré, observations en mains, que des doses six fois moindres que celles de Dubuc ont suffi pour amener la mort?

Et nous nous entendons bien : il ne s'agissait pas, dans les cas d'intoxications mortelles auxquels nous faisons allusion, d'injections au sens propre du mot, de propulsion intra-dermique, de solution emprisonnée dans les tissus et dont l'absorption et la pénétration dans le sang seront totales. Non : dans ces cas, comme dans ceux de Dubuc, il y avait simple contact de la solution cocaïnique avec la surface d'une muqueuse ou d'une séreuse, pharynx, urètre, vessie, rectum, vaginale — et la mort n'en est pas moins survenue, foudroyante presque toujours. N'avons-nous pas, d'ailleurs, rappelé les expériences de Lépine et Condamin montrant l'absorption se faisant, à la surface de quelques muqueuses, aussi rapide que dans les lames du tissu cellulaire? Aussi sommes-nous épouvanté, lorsqu'on parle d'une solution à 10 et 5 p. 100 et d'injections de 30 grammes !

Les observations de Dubuc ont plusieurs années
de date. Elles sont d'une époque où nous n'avions
aucune donnée précise sur la toxicité de la cocaïne.
Mais, à cette heure, je sais des spécialistes d'une
grande notoriété et dont l'habileté me paraît d'ailleurs, en d'autres circonstances, doublée d'une
prudence extrême, qui parlent couramment de
solution à 5, 10, 20 et 50 p. 100! Ne vont-ils
même pas jusqu'à mettre sur la muqueuse non
plus une solution plus ou moins chargée, mais du
chlorhydrate de cocaïne sans mélange! Si chez eux
les accidents sont cependant exceptionnels, si ces
spécialistes peuvent invoquer une série de cinq
mille ou même de dix mille examens ou interventions sans troubles graves, à peine quelques syncopes ou quelques excitations cérébrales passa-
gères, c'est que la surface d'absorption qu'ils
analgésient, la portion de muqueuse sur laquelle
ils manœuvrent, sont en général peu étendues;
mais j'ai toujours peur que ces titres de solution
ne tombent dans des oreilles de médecins ignorants, qui s'empresseraient de les transporter
dans la chirurgie générale. Là, les champs opératoires sont larges et, pour les analgésier, il faut
beaucoup de liquide : 20 grammes au minimum
pour la vessie. Et l'on voit alors les chiffres d'alcaloïde qu'on atteint avec les solutions des spécialistes. Or, rappelons-nous que 80, 75, 50,
22 centigrammes peut-être, mis au contact d'une

muqueuse, ont suffi pour provoquer la mort.

Et si j'insiste, si je reviens à la fin de cet ouvrage sur une discussion épuisée déjà dans un autre chapitre, c'est que ces solutions à 10 et à 5 p. 100 ne sont pas seulement dangereuses, elles sont inutiles : si les dentistes, les auristes, les laryngologistes se contentaient de solution à 1 p. 100, ils obtiendraient une analgésie suffisante pour leurs explorations et leurs opérations. Les solutions faibles insensibilisent parfaitement les tissus en général et la surface des muqueuses en particulier ; la seule différence entre les solutions fortes et les solutions faibles, est que les premières provoquent une anesthésie plus rapide et plus durable. Mais, que sont ces deux avantages en regard de la sécurité que donnent les secondes !

Je conseillerai donc de ne pas se départir, pour les badigeonnages, des règles que j'ai tracées pour les injections interstitielles. Qu'on se rappelle ce que nous disions à propos des dangers de la cocaïne et qu'on veuille bien relire les observations : on y verra que la plupart des accidents mortels ont trait à des intoxications dues, non à des injections dans le parenchyme, mais à de simples mises au contact d'une solution analgésique trop forte et trop abondante avec les muqueuses du rectum, de l'urètre, de la vessie, du pharynx et du larynx ou avec la séreuse vaginale.

Ces opérations sous simple badigeonnage à la

cocaïne sont peu nombreuses. Pour la bouche
nous avons parlé des *amygdales*; mais, en vérité,
le bénéfice qu'on retire de la mise au contact de
l'alcaloïde avec la glande est médiocre, et ceux qui
se félicitent d'avoir eu recours à la cocaïne s'imaginent la section de l'amygdale plus douloureuse
qu'elle n'est en réalité. J'ai renoncé à la fois à
l'anesthésie et à l'instrument tranchant, et je
détruis la glande hypertrophiée par des ponctions
avec un cautère conique qui pénètre facilement
dans l'organe et le perce de part en part. Je pratique ainsi quatre ponctions par séance dans chacune des deux amygdales; je répète mon intervention de huit jours en huit jours. Deux séances,
trois au maximum, suffisent pour détruire les
amygdales les plus volumineuses.

On a enlevé, à la suite de badigeonnages de la
muqueuse, des *tumeurs des gencives* et des *kystes
salivaires* des lèvres, des joues et du plancher buc-
cal; Ehrmann, de Mulhouse, s'en est servi pour la
staphylorraphie; Antonio Ecci a fait une *autoplastie*
et une *suture de la lèvre inférieure*. Je ne puis
guère croire que les malades n'aient pas souffert
peu ou prou et prou plutôt que peu. En tout cas,
pour des opérations semblables que je pratique
assez souvent, j'ajoute au badigeonnage de la muqueuse une injection dans les tissus sous-jacents,
dans la couche musculaire pour la lèvre, la joue,
la langue et le voile du palais; les résultats sont

xcellents. Aussi ces interventions ont-elles trouvé place ailleurs, dans le chapitre où je traite de la technique des analgésies pour les opérations de la bouche.

Ruault et Cartaz, dans des notes manuscrites, nous disent avoir recours aux simples badigeonnages pour des opérations sur la bouche, le pharynx, et le larynx. « Pour les fosses nasales, c'est parfait ; on peut *cautériser* la muqueuse des *cornets*, enlever les *polypes muqueux* sans provoquer la moindre sensation douloureuse. » Il suffit de promener sur la surface de la muqueuse un pinceau imbibé dans une solution de cocaïne que, pour ma part, je trouve un peu forte.

La chirurgie de la *muqueuse ano-rectale* bénéficie de la cocaïne : Haward A. Kelly, Verchère et nous-même avons pu calmer les atroces souffrances de la *fissure anale*. Obissier raconte l'histoire d'un malade qui souffrait, depuis cinq ans, de deux rhagades si douloureuses que toute exploration était impossible ; la défécation devenait un supplice. Une première application enlève la souffrance pendant vingt-quatre heures ; cinq jours durant, on répète les badigeonnages, puis on les cesse, et le ténesme ne reparaît qu'au bout d'une semaine. On se décide alors à pratiquer la dilatation, qui amène une guérison complète.

Dans une de nos observations, la cocaïne a débarrassé le patient d'une fissure anale. Il s'agissait d'un ingénieur de cinquante-quatre ans, atteint d'un tabes à ses débuts : il nous consulte pour une ulcération qui, depuis deux mois, lui rendait la vie insupportable. Nous trouvons, en arrière, vers la pointe du coccyx, aux limites supérieures du sphincter, l'ulcère calleux caractéristique ; l'exploration menace d'amener une syncope ; afin de la calmer, nous appliquons sur la fissure un tampon d'ouate hydrophile imbibé d'une solution de cocaïne ; l'effet fut immédiat et, les jours suivants, le patient ne manqua pas d'avoir recours à cette facile médication, rendant ainsi la dilatation inutile. Ce même tampon, introduit dans le trajet sphinctérien, supprime les démangeaisons anales qui empoisonnent la vie de tant d'hémorroïdaires, et nous ne comptons plus les malades soulagés par ce moyen. Besnier a constaté des résultats analogues pour le *prurit préputial et vulvaire*.

De même pour le *vaginisme*, dont les souffrances ont tant d'analogie avec celles de la fissure. Nous avons, en 1887, dilaté sans douleur l'anneau vulvaire d'une femme et obtenu un succès remarquable. Théophile Anger, Cazin et Doléris ont publié des faits de même ordre ; Dujardin-Beaumetz et Lejars citent un cas où le vaginisme, qui avait résisté à la dilatation sous le chloroforme, fut guéri par de simples badigeonnages de cocaïne. Mais il faudra recommander à la femme de ne pas, pendant le coït, conserver un tampon vaginal imbibé de cocaïne dont le contact a une influence désastreuse sur la sensibilité du gland. On cite des cas où l'érection est tombée sur-le-champ. La muqueuse des organes génitaux est assez anesthésiée pour qu'on puisse *exciser les kystes des petites lèvres et les végétations du méat, cautériser, dilater et réparer le col utérin, curetter la matrice, aviver et suturer une fistule vésico-vaginale.*

Nous avons parlé, dans un autre chapitre, des opérations sur le gland et l'urètre, et en particulier de l'urétrotomie interne. Nous pourrions ajouter quelques interventions sur la *vessie*. A l'aide de l'injection dans le réservoir urinaire de quelques grammes, 10 ou 15 tout au plus, de solution à 1 p. 100, on insensibilise assez la muqueuse pour permettre aisément la recherche des *corps étrangers*, pour reconnaître l'existence d'un *calcul* pour introduire les lithotriteurs et pour morceler la pierre.

Les propriétés analgésiques de la cocaïne s'exercent aussi sur les séreuses, et déjà, à propos de la cure radicale de la hernie et de la taille des articulations, nous avons montré que le péritoine et la synoviale deviennent insensibles au contact de l'alcaloïde. Il en est de même pour la vaginale et on en fait bénéficier le patient pour l'*opération de l'hydrocèle.* Chacun sait combien est douloureuse l'application de la teinture d'iode sur la séreuse ; la souffrance est si vive qu'elle a parfois provoqué la syncope, mais, et Périer l'a montré le premier, la cocaïne mettra fin à ces tortures. Les procédés varient : une demi-heure ou une heure avant d'évacuer le liquide, on peut injecter, dans la séreuse, quelques seringues de Pravaz d'une solution faible ; on peut encore, — et, en vérité, c'est là le procédé de choix, — après avoir ponctionné l'hydrocèle, faire pénétrer dans la vaginale 10 grammes d'eau distillée contenant 10 centigrammes d'alcaloïde ; on malaxe doucement le scrotum, puis au bout de cinq minutes, on injecte la teinture d'iode.

Après Périer, L.-Championnière, S. Duplay, F. Guyon, Segond, Trélat, nous-même, il n'est guère de chirurgien qui n'ait eu recours à ce mode d'emploi de la cocaïne. Les résultats en sont excellents ; le plus souvent, l'anesthésie est complète ; mais parfois le patient accuse une sensation de chaleur qui, du reste, ne va jamais jusqu'à la souffrance. Nous généralisons cette méthode et l'employons toutes les fois qu'il faut projeter une injection d'iode : dans les *kystes séreux du cou*, par exemple, dans les *kystes spermatiques* et dans les *kystes du cordon*. Ici, encore, nous avons constaté le sommeil absolu de la douleur. Il en est de même pour les *synoviales articulaires*, et nous avons parlé ailleurs de nos grands lavages à l'acide phénique, dans les *hydarthroses chroniques*.

B

Quelques autres applications de la cocaïne.

Névralgie faciale ; névralgies dentaires ; insensibilisation d'un foyer de
fracture ; plaies et ulcérations douloureuses ; fissures du mamelon ;
masturbation ; épistaxis ; métrorragies.

Dans les chapitres qui précèdent, les injections
ou les applications de cocaïne n'ont qu'un but : insensibiliser les tissus, peau, muqueuses ou séreuses, pour permettre d'y porter le bistouri ou le
cautère sans provoquer de souffrance. Mais il est des
cas où l'on peut recourir à l'alcaloïde en cherchant
à atteindre un autre résultat que l'analgésie opératoire : on peut, grâce à lui, conjurer ou modérer
certaines crises douloureuses, amortir certains réflexes, modifier certains tissus altérés ou tarir certaines hémorragies.

Il est des *névralgies* que peut calmer l'application
de la cocaïne ; nous avons parlé des souffrances
atroces du *vaginisme* et de la *fissure à l'anus* ; un
badigeonnage à la cocaïne suffit souvent pour les
arrêter. Une injection de 1 centigramme a pu, dans
une *névralgie sus-orbitaire*, conjurer la douleur, et
plusieurs fois le même résultat a été obtenu par
nous pour des « *rages de dents* ». Nous avons toujours réussi lorsque le périoste alvéolo-dentaire
n'était pas soulevé par une collection purulente ;

mais si l'abcès est ouvert, l'effet de l'injection est nul ; elle agit encore, mais peu, lorsque la gencive est décollée sans être perforée. Il faut bien déterminer quelle est la dent malade, et c'est dans la profondeur, au niveau de sa racine, que l'injection doit être portée.

Voici une application inédite de la cocaïne qui m'a rendu un grand service : un jeune homme se casse la jambe au-dessus des condyles ; il est dans la rue et l'on veut le transporter dans sa chambre située à un cinquième étage ; chaque mouvement arrache des cris au blessé. Je pousse *dans le foyer de la fracture*, avec de grandes minuties au point de vue antiseptique, le contenu de deux seringues de Pravaz d'une solution au centième ; immédiatement les douleurs spontanées et provoquées se calment ; elles disparaissent au point que le transport se fait sans réveiller la moindre souffrance. Il m'est même loisible de malaxer le foyer de la fracture, de réduire les fragments et d'appliquer un appareil plâtré, manœuvres qui durèrent près d'une demi-heure, à l'expiration de laquelle l'insensibilité était encore parfaite.

C'est avec un pansement à la cocaïne que nous traitons les *plaies* et les *ulcérations douloureuses* ; à la suite de certaines coupures, au doigt, à la main, au pied, les souffrances qu'a provoquées la diérèse, au lieu de se calmer s'exaspèrent et s'accompagnent

d'irradiations lointaines; il nous a suffi souvent de
les recouvrir d'une lame de ouate hydrophile imbibée dans une solution faible de cocaïne pour voir
la crise disparaître. Même thérapeutique pour les
ulcérations si fréquentes au niveau des *mamelles*
des nourrices. Il est vrai qu'on signale un inconvénient : l'alcaloïde supprime la douleur, mais supprime aussi « l'érectilité » du bout du sein qui resterait flasque dans la bouche du nourrisson, et
l'allaitement en serait compromis.

La cocaïne, en atténuant la sensibilité, peut
modérer certains réflexes et rendre de ce fait des
services importants. Il suffit, dans quelques cas,
d'introduire entre le gland et le prépuce, chez les
enfants ou les adolescents sujets à l'*incontinence
nocturne d'urine*, une lame de ouate hydrophile imbibée de cocaïne pour conjurer l'accident. Il est
vrai qu'une méthode plus simple et plus radicale
consiste à pratiquer la circoncision ; les sécrétions
irritantes ne s'accumulent plus dans la rainure
balano-préputiale, et, dans la plupart des cas d'incontinence où j'ai eu recours à l'opération du phimosis, les mictions involontaires ont été suppri-
mées.

Il en est de même, et pour les mêmes raisons, de
l'*onanisme* chez les enfants : la muqueuse du gland
est irritée par le smegma qui s'accumule sous le
prépuce ; le pénis réagit par une érection ; l'enfant

se gratte et les mauvaises habitudes se prennent.
Ici encore je conseille la circoncision ; mais, à son
défaut, l'introduction d'un tampon imbibé de
cocaïne par l'orifice du prépuce suffit à conjurer
l'érection. Malheureusement, ce moyen, si simple
d'apparence, ne s'applique que difficilement ; l'entrée du prépuce est si étroite que le tampon le plus
petit de ouate hydrophile ne peut passer au travers.

La plupart des *rétrécissements de l'urètre* ne deviennent infranchissables que parce que, à la
coarctation existante, vient s'ajouter un élément
spasmodique qu'irritent encore les tentatives de
cathétérisme. Une injection de cocaïne, portée par
une sonde jusqu'au niveau de l'obstacle, supprime
le réflexe et permet à l'instrument de passer. J'ai
souvent franchi avec aisance, grâce à l'alcaloïde,
des rétrécissements qui avaient lassé des mains
habiles, et le mot *infranchissable*, que certains de
nos maîtres ont presque rayé de nos dictionnaires,
me paraît devenir plus rare encore du fait de la
cocaïne.

Voici une autre application d'une grande importance ; elle m'appartient, je crois ; du moins je l'ai
signalée à mes élèves depuis près de seize ans. Je
veux parler de l'arrêt brusque d'une *hémorragie
nasale* lorsqu'on introduit dans la narine, ou dans

les narines qui saignent, un petit tampon de ouate
hydrophile imbibé de cocaïne; la technique est des
plus primitives; on roule une boulette de ouate, de
la grosseur d'un pois, on l'humecte dans la solution
faible et on la porte dans la narine aussi haut que
possible. Je n'ai vu qu'un épistaxis résister à ce
traitement. Je me rappelle un concierge du lycée
Montaigne qui, au cours d'une néphrite chronique,
était pris à chaque instant d'un saignement de nez
qui avait nécessité un tamponnement quasi-per-
manent. Les caillots emprisonnés exhalaient une
odeur repoussante, le pharynx s'ulcérait; j'enlève
les tampons, l'hémorragie recommence, mais s'arrête sous l'influence de la cocaïne. Cinq fois, dans
les jours qui suivirent l'épistaxis reparut, mais pour
être « jugulée » soudain par ce moyen si simple.

Je pourrais citer un grand nombre d'exemples
semblables, et, entre autres, celui d'une dame qui
m'arrivait « tamponnée » de Hollande; le sang débordait dès qu'on enlevait les bourdonnets. Aussi,
malgré la gêne excessive qu'ils provoquaient, la
patiente ne me permit qu'avec angoisse de les enlever. L'hémorragie recommence; je l'arrête, et la
malade apprit à conjurer chaque nouvelle menace.
A ceux — et les cas n'en sont pas rares dans l'ado-
lescence — chez qui ces saignements de nez surviennent à tout prétexte, je conseille d'avoir en
permanence sous la main un flacon de solution et
un peu de ouate hydrophile. J'ai plus de dix obser-

vations d'individus sujets à des épistaxis rébelles, désormais à l'abri des pertes de sang grâce à cet emploi immédiat de la cocaïne. C'est donc un moyen excellent; mais n'oublions pas que l'eau oxygénée, dont l'emploi se vulgarise dans nos services, jouit aussi de merveilleuses propriétés hémostatiques.

Nous avons publié une observation où l'action hémostatique de la cocaïne s'est manifestée d'une façon remarquable : il s'agissait d'un ingénieur auprès duquel nous fûmes appelé par notre maître Féréol; il venait de perdre près d'un litre de sang; l'hémorragie se faisait par le prépuce et avait pour origine un *chancre phagédénique* du gland, caché par un phimosis serré; je sectionne le prépuce d'un coup de ciseaux, et je mets à nu la perte de substance au fond de laquelle on voyait jaillir le sang; je comble les anfractuosités de l'ulcère de boulettes d'ouate hydrophile imbibées d'une solution de cocaïne : immédiatement l'hémorragie se tarit; puis la mortification s'arrête, le chancre se déterge, et, en quinze jours, était complète la cicatrisation de cette énorme perte de substance.

Nous n'insisterons pas sur ces applications spéciales; elles appartiennent plutôt à la médecine et s'éloignent du sujet que nous avons voulu traiter dans ce livre : la cocaïne comme agent d'anesthésie locale. On a vu quel parti on peut tirer de cet alcaloïde et quels services il rend. Elle est longue, la liste des opérations enlevées au chloroforme, et je m'imagine qu'elle n'est pas close encore. Ceux qui auront foi à la cocaïne sauront en multiplier les emplois et iront dans cette voie plus loin que leur initiateur.

Nous terminerons en disant : nous usons de la cocaïne depuis seize ans, et, à l'aide de la cocaïne, nous avons pratiqué plus de sept mille interventions chirurgicales courtes ou longues, simples ou délicates, dans presque tous les organes, sur des individus de tout sexe, de tout âge et de toute constitution ; jamais nous n'avons vu d'accident de quelque gravité ; toujours, à la seule condition d'administrer correctement la substance, l'insensibilité a été absolue, le patient n'a ressenti aucune douleur. Aussi, devons-nous conclure que l'on peut, sans danger, faire pénétrer dans l'organisme des doses relativement élevées d'alcaloïde, et déterminer, en surface et en profondeur, une analgésie assez complète pour pouvoir, dans un grand nombre de cas, substituer la cocaïne au chloroforme.

TABLE DES MATIÈRES

CHAPITRE PREMIER

HISTOIRE ET CRITIQUE DES MÉTHODES

CHAPITRE II

PHYSIOLOGIE ET PHARMACOLOGIE

CHAPITRE III

INCONVÉNIENTS ET AVANTAGES DE L'ANALGÉSIE PAR LA COCAÏNE

CHAPITRE IV

TECHNIQUE GÉNÉRALE DE L'ANALGÉSIE PAR LA COCAÏNE

CHAPITRE V

TECHNIQUE DE L'ANALGÉSIE DANS CHACUNE DES PRINCIPALES OPÉRATIONS.

PREMIER GROUPE

OPÉRATIONS SUR LA PEAU ET LE TISSU CELLULAIRE

GROUPE II

OPÉRATIONS SUR LES DOIGTS, LES ORTEILS, LES MÉTACARPIENS ET LES MÉTATARSIENS

GROUPE III

OPÉRATIONS SUR LES VAISSEAUX ET SUR LES TENDONS

GROUPE IV

OPÉRATIONS SUR LA TÊTE ET SUR LE COU

GROUPE V

OPÉRATIONS SUR LE THORAX

GROUPE VI

OPÉRATIONS SUR L'ABDOMEN

GROUPE VII

OPÉRATIONS SUR LA RÉGION ANO-RECTALE

GROUPE VIII

OPÉRATIONS SUR LES ORGANES GÉNITAUX DE L'HOMME

Groupe IX

OPÉRATIONS SUR LES ORGANES GÉNITAUX DE LA FEMME

Groupe X

OPÉRATIONS SUR LES MEMBRES

Groupe XI

OPÉRATIONS SUR LES TISSUS ENFLAMMÉS

Groupe XII

ANALGÉSIE DES MUQUEUSES ET DES SÉREUSES
AUTRES APPLICATIONS DE LA COCAÏNE 254

A

Analgésie des muqueuses et des séreuses

B

Quelques autres applications de la cocaïne

Paris. — L. Maretheux, imprimeur, 1, rue Cassette. — 4074.

www.ingramcontent.com/pod-product-compliance
Lightning Source LLC
LaVergne TN
LVHW021943030726
842523LV00001B/262